薬学生のための
実習実験安全ガイド

久保陽徳・小島周二・増野匡彦 監修

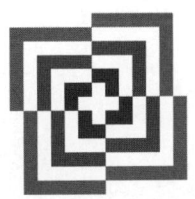

東京化学同人

まえがき

　薬剤師国家試験受験に要する薬学部での修業年限が6年間となり，旧制度でのカリキュラムに4年時での事前実習と5年時以降での5カ月間の長期にわたる病院および調剤薬局での実務実習が追加された．卒業後，薬剤師あるいは創薬研究者として医療に関わるには，座学とともに実習・実験を通した実学がきわめて大切である．実学の基本にあるのは実験的事実である．とりわけ，化学や生物学に関する実験は薬学部で欠かせないものであるが，一般化学薬品はもちろんのこと，毒物，劇物，さらにウイルス，癌細胞，小動物などの生命体を用いることから，多くの潜在的リスクを含んでいるとともに，実験に従事する者には倫理性も問われる．

　今日，多くの計測機器はスイッチを押すだけで容易に結果が得られるが，機器の構造，測定原理などを理解しないで実験に従事するもとには，重大な事故が発生するリスクが潜んでいることを忘れてはならない．一方で，2011年3月11日に発生した東日本大震災に伴い福島第一原子力発電所事故が発生，東北ならびに関東地区に深刻な放射能汚染をもたらし，現在も除染作業に追われている．この事故以来，放射線のみならず種々のリスクに対する対策の確立が急務となっているのは周知のとおりである．

　すでに述べたように，薬学部での実習・実験では種々の危険物質を扱うことから，これらのリスクとその対策に関する事前教育を十分行うことは当然のことである．私自身の経験から，事故の多くは学生の不注意，教育の不徹底，実験に関する事前の打合わせ不足に起因するといえる．また，教員自身も事故に対する危機意識をもち，常日頃から研究室におけるリスク管理に努力を払うべきである．さらに，実験指導教員は"学生は未熟であり，教育の途中にある"との前提に立ち，また同時に実験テーマおよび研究テーマを学生に与えたことに対する責任を認識し，組織として十分な安全教育を行い，かつ安全対策を講じるべきであろう．自動車事故でもみられるように，事故が最も起こりやすいのは，免許取得後の運転しはじめと慣れて油断した時期であり，特に実習・実験前の事前教育は大切である．3年次までの一般学生

実習・実験と異なり，より慎重さが求められる卒業研究では，事前の安全講習会を義務づけている大学もある．

　本書は，主として薬学部での実験における安全教育について，入学後早期の学部1～2年生を対象とし，実験に関する基礎的事項を各実験系で記載した．さらに，昨今研究者に求められる学生・研究者のマナー（倫理）についても章を設けた．

　本書が，薬学部学生のみならず，大学院生，実験指導教員，さらには研究者にとっても必携の手引きとなれば幸いである．

　最後に本書の出版に多大なるご努力をいただいた東京化学同人編集部諸氏に心より御礼申し上げる．

　2013年9月

監修者・編集者を代表して
小　島　周　二

監 修 者

久保 陽徳　明治薬科大学 理事長，薬学博士
小島 周二　東京理科大学薬学部 教授，薬学博士
増野 匡彦　慶應義塾大学薬学部 教授，薬学博士

編 集 者

大久保 恭仁　東北薬科大学薬学部 教授，薬学博士
齋藤 直樹　明治薬科大学薬学部 教授，薬学博士
佐々木 徹　東京都健康長寿医療センター研究所 副部長，学術博士
須貝 威　慶應義塾大学薬学部 教授，農学博士
鳥澤 保廣　高崎健康福祉大学保健医療学部 特任教授，薬学博士

執 筆 者

阿部 芳廣　慶應義塾大学薬学部 教授，薬学博士 [序章, 第3章]
池上 勇　帝京大学名誉教授，理学博士 [第4章]
大久保 さやか　スズラン法律事務所 弁護士，法務博士(専門職) [第10章]
大久保 恭仁　東北薬科大学薬学部 教授，薬学博士 [第8章, 第10章]
金子 実　東京理科大学環境安全センター 主任 [§7・1]
久下 周佐　東北薬科大学薬学部 教授，薬学博士 [第5章]
栗原 順一　帝京大学薬学部 教授，薬学博士 [第4章]
小島 周二　東京理科大学薬学部 教授，薬学博士 [第6章]
坂本 吉正　帝京大学中央実験動物施設 主任，博士(獣医学) [第4章]
庄司 満　慶應義塾大学薬学部 准教授，博士(理学)
　　　　　　　　　　　　　　　　　　　[§7・2〜§7・4, 第9章]
須貝 威　慶應義塾大学薬学部 教授，農学博士
　　　　　　　　　　　　　　　　　　　[§7・2〜§7・4, 第9章]
鳥澤 保廣　高崎健康福祉大学保健医療学部 特任教授，薬学博士
　　　　　　　　　　　　　　　　　　　[第1章, 第2章]
花屋 賢悟　慶應義塾大学薬学部 助教，博士(薬学)
　　　　　　　　　　　　　　　　　　　[§7・2〜§7・4, 第9章]
渡部 俊彦　東北薬科大学薬学教育センター 講師，博士(薬学) [第5章]

(五十音順)

目　　　　次

序章. 実験を始める前に ……………………………………………………… 1

1. 安全と危険の再認識：安全思考ガイド ……………………………… 10
　1・1　東日本大震災の記録 ………………………………………………… 10
　1・2　東日本大震災後の対応：遅きに失した安全対策 ………………… 11
　1・3　危険との対話 ………………………………………………………… 13

2. 化学目線で見た薬学安全ガイド ……………………………………… 15
　2・1　事故は増えている …………………………………………………… 15
　2・2　現実に起こった事故例から学ぶ …………………………………… 15
　2・3　化学事故の三大要因 ………………………………………………… 19
　2・4　危険物を使った化学事故例 ………………………………………… 25

3. ガラス器具の基礎知識 ………………………………………………… 31
　3・1　化学実験に潜む危険 ………………………………………………… 31
　3・2　ガラス器具の基礎知識と危険要因 ………………………………… 31
　3・3　ガラス器具の乾燥 …………………………………………………… 36
　3・4　ガラス細工 …………………………………………………………… 37
　3・5　その他の実験器具の取扱い ………………………………………… 40

4. 生物系実験：動物実験安全ガイド …………………………………… 42
　4・1　はじめに ……………………………………………………………… 42
　4・2　実験動物 ……………………………………………………………… 42
　4・3　動物実験における倫理：実験動物の福祉と 3R …………………… 45
　4・4　動物飼育施設 ………………………………………………………… 47
　4・5　動物実験に伴う事故とその防止策 ………………………………… 47

4・6　代表的な薬物投与法 …………………………………… 50
　4・7　消毒と滅菌 ………………………………………………… 52
　4・8　薬品と機器の取扱い …………………………………… 56

5. 生物系実験: バイオセーフティーガイド …………………… 63
　5・1　学生実習におけるバイオハザードとバイオセーフティー ……… 63
　5・2　微生物と組換え生物を取扱う実習室・実験室 …………… 64
　5・3　実習・実験を行ううえで ………………………………… 66
　5・4　遺伝子組換え生物の取扱いとカルタヘナ法 ……………… 68
　5・5　病原体の取扱いと感染症法 ……………………………… 69

6. RI実験の安全ガイド …………………………………………… 71
　6・1　放射性同位元素 …………………………………………… 71
　6・2　放射線の種類と性質 ……………………………………… 72
　6・3　放射能と放射線の単位 …………………………………… 72
　6・4　放射性同位元素と放射線の安全取扱い ………………… 73
　6・5　密封線源の安全取扱い …………………………………… 78
　6・6　事故対策 …………………………………………………… 79
　6・7　放射線の人体への影響 …………………………………… 80
　6・8　わが国における放射線規制法令 ………………………… 84
　6・9　事故例から学ぶ …………………………………………… 88

7. 廃棄物の取扱い ………………………………………………… 91
　7・1　実験廃棄物の分類と取扱い ……………………………… 91
　7・2　可燃性廃棄物の処理保管 ………………………………… 98
　7・3　廃液排出時の危険性の低減化 …………………………… 101
　7・4　毒性や刺激性をもつ気体が発生する可能性とその防止策 … 102

8. 実験室の基盤設備 ……………………………………………… 104
　8・1　熱源の安全取扱い ………………………………………… 104
　8・2　高圧ガスボンベの安全取扱い …………………………… 107
　8・3　電気機器の安全取扱い …………………………………… 117

9. 緊急時の対応と防災対策 …………………………………… 122
  9・1 緊急時における可燃性溶媒や廃液の取扱いと訓練 ………… 122
  9・2 災害時の救急措置 …………………………………………… 124
  9・3 平常時からの備え：実験室内における，
        物品・可燃性有機溶媒保有量のダウンサイジング ……126
  9・4 可燃物の収納，移し替え操作など ………………………… 126
  9・5 装置・器具などの固定 ……………………………………… 128
  9・6 避難経路の確保 ……………………………………………… 131
  9・7 着火源の低減化 ……………………………………………… 131
  9・8 日頃からの注意，連絡など ………………………………… 132

10. 学生・研究者の実験・研究マナー ………………………… 134
  10・1 はじめに …………………………………………………… 134
  10・2 実験・研究方法における規定やマナー ………………… 135
  10・3 実験・研究データの適正記録・保存 …………………… 136
  10・4 論文作成・投稿におけるマナー ………………………… 137
  10・5 アカデミックハラスメント ……………………………… 138
  10・6 著作権に対する侵害行為 ………………………………… 139
  10・7 科研費に関する不正行為 ………………………………… 140
  10・8 おわりに …………………………………………………… 141

付録　GHSのシンボルマーク …………………………………… 143
索　引 ……………………………………………………………… 145

コ ラ ム

化学プラントの事故は増えている	16
ガスによる医療事故	18
危険物取扱者になろう	24
移動中の大事故	24
保管中の大事故	25
蒸留操作の失敗	28
廃棄タンクの爆発	28
化学事故と失敗学,危険学	29
マウスとラットの違い	48
消毒薬による事故の防止	55

序章
実験を始める前に

　薬学部では，医療系，理工系学部などと同じように，実習（学生実験）という学習法が取入れられている．実習は，実験作業を通じて，知識を深め，あるいは，技能を適切に身につけることができるよい学習法であると同時に，実験（試薬）に潜む危険性とその対策を学ぶよい機会を提供している．

　薬学部で取扱う実験は医薬品に直結したものが多いが，医薬品が毒物や劇物として体にわるい作用をすることもある．実習を通して，実験技術の習得とともに，講義室では習得することが難しい医薬品の安全性や危険性について，正しく身につけることができる．

　科学実験を安全に行うためには，基本操作を熟知すること，繰返し体験的に技術を習得することが重要である．医薬品や関連物質に潜む危険性を認識し，それに備えることは薬学実習のゴールにもなる．このように医薬品や関連化合物に直接ふれる（体感する）ことが薬学実験であり，それは将来の仕事（業務）に直結し，現場での危険な事故を防ぐ第一歩になる．

　この章では，科学実験をよりよく知るための予備知識や基本用語，実験室での基本（初歩的な）マナーについて簡単にまとめる．

0・1 科学的思考と実験

　今日の医療は科学的根拠に基づく行為であり，科学実験の集大成であるともいえる．薬学部で行われる科学実験には，主として，化学実験，生物学実験，物理学実験などが含まれる．代表的な例は，有機化学実験，生物化学実験，分析化学実験，薬理学実験などであるが，○○化学実験という名前の実験が圧倒的に多い．ここでは，科学という視点でひとまとめにして解説する．

　科学実験の一般的な流れとして，**思考**，**観察**，**記録**，**考察**が重要な四つの要素である．科学的思考には大別して次の二つがある．

1) **分析的思考**（analysis）：事実を単純化しながら解析して，法則性を考える．

2) **統合的思考**（synthesis）：さまざまな事実に対して，論理的に無理なく解釈できる仮説（hypothesis）にまとめあげる．

このような科学的思考によって**実験方法**（methodology）を考え，その実験によって**再現性**（repeatability, reproducibility）のある実験結果を導き出す．実験結果によって論理的に飛躍することなく**作業仮説**を証明することができる．実際には，仮説の誤りを示す証拠（反証）や，偶然の発見（セレンディピティー）という予想しなかった結果により，科学が進歩したこともある．そこが科学実験のおもしろさともいえる．

要するに科学実験とは，**再現性の観察**とその**正確な記録**，そして**結果の処理（考察）**である．

0・2 観察・仮説・理論

結果を観察し記録することで，共通の事実（再現性）が見いだされ，その再現性ある科学実験から生まれるものが，仮説と理論である．

観察は，ギリシャ語でテオリアという．漠然と眺めるのではなく，"じっとよく見ること"である．最初はじっと見て，その事実を図や言葉に置き換えて整理する（正確かつ精密な記録をとる）．次に，観察された事実のなかに（あるいはほかの事実にも共通に）含まれる規則性を考えながらじっと見ることである．このようにして，観察（テオリア）から導かれた"ある規則性を説明する考え方"を仮説（作業仮説）といい，仮説のうち，実際に証明されたものを理論（theory, セオリーともいう）とよぶ．

0・3 研究実験と学習実験

大学で行われる実験には，学部学生が実験技能と既知の知識を習得することを目的とした**学習実験**と，卒業研究，あるいは大学院で取組む**研究実験**がある．学部の実習は学習実験であることを認識して，実習に取組むとよい．

目的によって実験を分類すると，次の三つになる．
1) ある現象そのものを知らせるためのもの（公知を目的とする）．
2) すでに知られている現象を正確にとらえ，普遍性を基盤とした法則を誘導するためのもの．
3) ある理論の確からしさを証明するためのもの．

新しい現象を発見した場合は 1) となり，ある現象を公式化するのは 2) に相当する．いくつかの仮説が存在するとき，どの仮説が妥当であるかを，論理的に実験を組合わせて示す，あるいは，反証をあげてある仮説を棄却するべきであると提示するのは 3) に相当する．

　ここで安全という視点から見ると，実験で使用する試薬や操作には，常に危険性が潜在している．起こりうる危険を排除し，実験を安全に行うために守るべきルールがある．基本になることは，起こりうる事故を予測して，適切に行動することである．そのためにいくつかの具体的な行動マナーを §0・4 にまとめた．

0・4　実験を始める前に
0・4・1　実習室に入る前の準備
1) 名札をつけた白衣を着用する．保護眼鏡を持参する．
- 白衣を着るのは，薬品と皮膚との接触を避けるためである．この視点から，スカートや，半ズボン，はだしにサンダル履きなどは危険である．また，ストッキングは薬品や火がついたときに脱ぎにくい．
- 白衣はきちんと着る（ボタンをとめる）．
- 実習中の事故では，目や手のけがが非常に多い．保護眼鏡は，目を保護するためのものである．その形態はさまざまであるが，目の保護という観点からはゴーグル型が最も望ましい．

2) 突発的な事故が起こった場合，すばやく避難するために履物はスニーカーのように脱げにくいもの，底が滑りにくいものが望ましい．

3) 髪は薬品がついたり，バーナーの火にふれて燃えることがあるので髪の長い人は後ろで束ねておく．指輪やペンダントなどのアクセサリーをはずしておく．

4) マニキュアやジェルはとる（有機溶剤に溶けだすため実習の妨げになる）．
- マニキュアが有機溶剤に溶け込み，実験系に混入して，試料分析の妨げになることがある．また，爪と皮膚の間に溶剤が染み込みやすく，長時間残留するので炎症を起こすこともある．

0・4・2　所持品
- 保護眼鏡，実習書，実習ノート，参考書，筆記用具，電卓，定規，方眼紙や検体など．

- 実習室に携帯電話（計算機として代用することも不可）・PHS などの通信機器やゲーム機など実習に関係ない物を持ち込まない．カバンなどの所持品は所定のロッカーに入れ，鍵をかける．
- 飲食物，化粧品などを持ち込んではいけない．試薬に汚染された飲食物を摂取することや，汚染された化粧品を使用することは非常に危険である．
- 実験台をふくもの，手をふくもの，顔をふくものを区別する．

0・4・3 実習室の設備の確認
- 非常口（避難路）の位置を確認する．
- 消火器の場所を確認する．
- 火災報知器の場所を確認する．
- 救急箱の場所を確認する．
- 洗眼器の場所を確認する．
- ドラフトの場所を確認する．
- 廃棄物の分別容器の場所を確認する．
- 掃除用具の場所を確認する．

0・4・4 廃棄物の処理
- 安全上注意を要するものは指導者の指示に従う．
- 有機溶媒と，重金属を含む廃液はすべて回収する．
- 酸性やアルカリ性水溶液，有機溶媒を含む水溶液の廃棄は指示に従い処理する．
- 廃棄物は分別する．可燃物，プラスチック・ゴム類，透明ガラス，茶褐色ガラス，金属など，指示に従い分別し所定の容器に廃棄する．

0・4・5 安全の確保のために
- 実験中は安全の確保につとめ，常に周囲に気を配る．
- 保護眼鏡を着用して実験を行う．
- 実験に伴う危険を想定し，事故防止の方策を理解してから実験を行う．
- 万一，事故が起こった際の対策についても，あらかじめ確認しておく．

0・4・6 実験室における行動上・安全上の注意
- 指導者の注意をよく聞いてから実験を始める．

- 実験室内で走らない．実験室にあるものは，倒れたとき，触れたときに事故につながるものが多い．
- 一人で実験をしてはいけない．事故が起こったときに対処できないことがある．
- 実験を途中で放置したままその場を離れてはいけない．
- 使用する試薬には危険物，劇物なども含まれている．実習を行う前に試薬の性質などを確認しておく．
- 実験中は安全の確保に常に留意し，周囲に気を配る．
- 常に実験台の清掃と整理整頓を心がける．
- 器具を定期的に点検し，破損器具やひびの入った器具は使用しない（器具は皆で共用するものであるから大切に扱う）．
- 使用した器具は適切な方法で洗浄し，次の実験に支障のないようにする．
- 消火器の設置場所，避難口，事故の発生を誰に連絡したらよいか，けがをしたときにどうすればよいか，実験を行う前に知っていることが必要である．
- 負傷したとき，事故が起こったときは，直ちに指導者に伝える．大きなけがや事故が発生したときは周囲の者が機敏に対処する．

0・4・7 やけど，ガラスや薬品による傷害への対処法

- やけど：流水で冷やす（長時間冷却する方が効果的）．氷水は用いない．
- ガラスによる傷：破片を完全に取除き，流水で洗う．傷口が大きいときには止血してから病院に行く．ガラスの小片が目に入ったときは，手でこすってはいけない．直ちに指導者に連絡する．
- 薬品による傷害：原則として直ちに流水でよく洗ってから適宜対処する（指導者に状況を報告し，指示に従う）．
- 薬品が目に入ったとき：直ちに流水で15分以上洗眼する．
- 薬品が口に入ったとき：すぐに吐き出し，水で口内をゆすぎ，うがいを繰返す．

0・4・8 火災が起こったとき

- 大声で火災の発生を周囲に知らせ，協力して消火活動に当たる．
- バーナー使用時，薬品に引火したとき：直ちにガスの元栓を閉める．周囲の可燃物を移動してから，消火する．消火には，消火器を用いるか，濡れた雑巾をかぶせるなどする．水をかけることは避け，必要に応じて消火器，消火砂を使う．
- 衣服に火がついたとき：もみ消すか，衣服を脱ぎ捨てる．脱げないときは，床に

転がって消す（酸素の供給を断つ）．周囲の人は自分の白衣を脱ぎ，水で濡らして，被災者にかぶせるなど，燃えている部分の酸素を断つようにする．防火用毛布も市販されている．決して，走り回ってはいけない．

0・4・9 実験室を退室するとき
- 電気・ガス・水道の栓を閉めたことを確認する．
- 手をよく洗って，薬品などがついたままにしない．

このほかに，消防法，毒物及び劇物取締法，化学物質排出把握管理促進法，廃棄物処理法，下水道法などの法律を守って実験を行うことも大切である．近年では，コンプライアンス（法令順守）という言葉も用いられる．

0・5 プロトコールの作成

実験には手順がある．一般には，化学系の実験の手順は次のようになる．
① 問題の明確化と実験法の選択．
② フローチャート（流れ図）とプロトコールの作成．
③ 反応原料や溶媒などの秤取．
④ 実験の実施．
⑤ 混在する原料や副成物から生成物の分離．
⑥ 生成物のデータの測定と解析．
⑦ 結果のまとめと考察．
⑧ 目的に対する結果の評価，実験方法の評価．
⑨ 次の実験の計画．

上の手順は，ある仮説を実験的な手法により検証することを想定したものであるが，実験を行う前に準備すべきことは，上の手順の①，② である．すなわち，行う実験の目的を理解し，用いる実験方法について予備知識をもち，実験手順を考えて，"思考により実験を行って"みて，フローチャートと必要ならプロトコールを作成しておくことである．

プロトコールとは，再現性が保てるように，実験の細部にわたる（温度や添加の順など）操作手順を書き出したものをいう．この実験の操作手順に従って，"思考実験"をしてみる．思考実験とは，すべての実験工程を，手順を追って想像してみ

ることである．可能なら，予想される結果も想像できるとよい．それぞれの作業工程で必要な器具や装置，危険性，所要時間などを前もって把握する．実験の段取りがうまくなることが大切で，プロトコールを簡単なフローチャートにしたものがあると作業は効率的になる．

　再現性とは，同じことを繰返して行うことができること（repeatability）とそのようにして再び行ったときに同じ結果が得られること（reproducibility）であり，偶発的な実験結果でないことはすべての科学実験に求められる最も大切な要件である（ただし，一般に再現性とは，reproducibility をいう）．

0・6　実験ノートの作成・書き方

　実験を行ううえで最も重要なことの一つはきちんと実験ノートを作成することである．ノートには，日付，実習項目，量りとった試薬の名前と量，温度，操作法など，必ず"そのノートを利用して，ほかの人が，もう一度同じ実験を再現するために必要なあらゆる情報"を示す．

① 実験ノートを用意する（実験書に記入の指定がある場合は別であるが，余白を実験ノートとして利用しない方がよい）．
② 実験ノートはルーズリーフでなく，糸でとじたものがよい（特許で係争する場合，ルーズリーフでは実験の先取権を認められない）．
③ プロトコールを作成し，調査した事項（化合物の性質や精製法，試薬の調整法，検定法など）や，参照した本や論文の書誌情報なども記入しておくこと．
④ 実験ノートをつけるときの注意を以下に列記する．

- ノートの表紙には，実験テーマと実験者名を明記する．また，ノートの使用開始の年月日を記入し，使用を終了するとき，もしくは，すべてのページを使用したときの年月日も後で記入する．
- ノートは水で流れないように，また，消すことができないように油性ボールペンで書く．消すときは，線を書いて消し，書き直す．人間は誤りを犯すものである．可能な限り，後から修正事項を追跡できるように記入する．これはデータの捏造，改ざん防止につながる．
- 実験タイトルを記入する（実験目的をわかりやすく明記）．
- 実験日時を（できれば曜日，天気も）記入する．
- 実験材料：既製品なら商品名やロット番号を記入する．自分で調製した試料は

その詳細（作成日時，調製法，保存情報など）を記入する．試料に略称をつける場合はその内容をノートに明記してから試料容器にも同じ略称をつける．
- 秤量値：使用試薬などの秤量値は実測値を正確に記録する（計算式もあわせて記入する）．数値を記録するときは，必ず単位をつけて書く（例：12.0235 g － 10.0114 g ＝ 2.0121 g と書き，2.0121 g と結果だけを書かない）．
- 実験方法・条件は詳細に明確に記入する（生物系，分析系の実習では，試料の前処理の方法を，有機化学の実験などでは，後処理の方法も詳しく書く）．
- 反応時間などの記録は，開始時刻，終了時刻をノートに書き，まとめるときに時間に換算する．
- 可能な限り，温度，流速，滴下速度，観察された色や温度の変化など，また，必要に応じて臭いや刺激など体感したことを記録する．
- データの添付：実験データでノートに貼付できるもの（吸光度計の測定データやNMRスペクトル縮小コピーなど）は可能な限り張り付けておく．
- 繰返して測定したものは，そのデータをすべて記録する（平均値など，まとめた結果だけを記録するのではない）．
- 実験をやり直した場合は，失敗したデータを消すことなく残しておく．
- 実験ノートは時間が経たないうちに見直し，記録もれがあれば，記入しておく．
- 実験の結果をまとめる．まとめることにより，さらにやらなければならない実験があることに気づくことが多い．

0・7 レポートの作成

0・7・1 実験レポートを書くときの注意

実験のレポートは，以下に示すことに注意してまとめること．
- 他人に読んでもらうということを意識して書く．
- 簡潔，明瞭を旨とする．
- 提出期限を守る．

0・7・2 レポートの書式

レポートは，次のような書式に従ってまとめる．
- 表紙をつける．
- 表紙には，タイトル，学籍番号と氏名，共同実験者の氏名，提出日を書く．

- 本文は，目的（purpose），実験（experiment），実験材料・試薬（material），実験機器（instrumental），実験方法（methods），結果（results），考察（discussion），結論（conclusion），引用文献（reference）を分けて書く．
- 必要なら目的（行った実験の意義）の部分を，ほかの研究との違いを含めて論じる序論（introduction），要旨（summary あるいは abstract），謝辞をつける．なお，実験材料・試薬と実験方法（material and methods），結果と考察（results and discussion）は，まとめてもよい．
- 実際に実験を行った時系列の順で記すのではなく，読者が理解しやすいように実験結果を並べ替えて，論理的に（根拠と論拠を示して）述べる．
- 引用文献は，出てきた順に番号をつけて，末尾にまとめて記す．引用文献は，教科書や専門書の場合もあるし，専門雑誌の論文や，インターネットで調べたホームページのこともある．誰が，いつ，どこに発表したものであるかを，レポートの読者が検証できるように書かなければならない．末尾にピリオドをつける．

―――――――――――――――――――――――― 引用文献の記載例 ――――

1) 鎌滝哲也，"薬学へのいざない"，p.98，東京化学同人（2012）．
2) '今冬のインフルエンザ総合対策について'，厚生労働省ホームページ，www.mhlw.go.jp/houdou/0111/h1112-1.html（2002年4月5日）．
3) M. Grootveld and B. Halliwell, *Biochem.J.*, **237**, 499–504 (1986).

―――――――――――――――――――――――――――――――――――

- 図（figure あるいは chart）や表（table）はそれぞれ通し番号をつけ，タイトルと説明（legend）をつける．グラフ軸は，何を示すかを書き，単位を書く．
- ページ番号をつける（ただし表紙にはつけない）．
- よく知られているものでない限り，省略語を使用するときは，初出時に括弧内に元の語を示す〔例：DMF（N,N-dimethylformamide），CP（chlorpromazine），CP（chloramphenicol）など〕．
- 英語など外国語の専門用語で日本語の訳語が定まっていない語は，無理やりカタカナで音訳せずに，そのままの原語で書いてよい．
- 文法に従い，論理的な文章で書く（必要性がない限り，箇条書きにしない）．

参 考 文 献

1. 青柳昌宏，"テオリア 自然を知る 50 のヒント"，筑摩書房（1999）．
2. 板倉聖宣，"科学と仮説"，p.64〜65，季節社（1971）．

1

安全と危険の再認識：安全思考ガイド

　この章では，"危険を予見し，それに対応する姿勢"を身につけることを目標にして，科学実験のなかの危険や危険要因（リスクファクター）を洞察する姿勢を学んでいきたい．すぐそこにある危険を察知すること，眠っている危険を起こさないこと，万一危険な事態になってもうろたえないことなどを目指した危険とのつき合い方をまとめたい．

　結論を先に言えば，危険に対する備えは，実験に対する姿勢，あるいは，思考回路を"複眼化"することで可能になる．安全を熟知するために，まず記憶に新しい大地震災害を例にあげて，単眼（シングルウィンドウ型）思考がいかにもろいものなのかをみてみよう．

1・1　東日本大震災の記録

　2011年3月11日に起こった大震災は，大学や研究施設の安全を考える生きたテキストであり，記録に値する．被災当日のエピソードをいくつか紹介する．もともと安全神話などどこにも存在しないのである．

　この日，早稲田大学大隈講堂では，著名な化学系教授の退官記念行事が行われ，講堂は満席であった．午後3時前，まさに最終講義も佳境に入ったところで，大地震の一撃をくらった．一度は沈静化したが，余震の回数，大きさによっても，ただならない状況であることを認識しなければならなかった．

　問題は，帰路である．交通機関がストップしたために，徒歩圏内以外の聴衆は近隣ホテルでの1泊を余儀なくされた．不測の事態による二次被害も少なくなかったと推測する．この日，地震の到来を予測することは不可能であった（想定外）．

　ありえないことが起こったため，大都市は混乱のるつぼと化した．体力や気力のない人にとっては，何でもない帰宅が過酷な仕事になってしまった．常に最悪のことを考える複眼（ダブルウィンドウ型）思考をもつことが，安全を保障するための

手っ取り早い常備薬になりうる．どんなときも，考えたくない不都合な現実に，思いを巡らすべきである．

これは，"失敗学"の権威である畑村洋太郎先生が，後日新聞紙上でも述べられたことである．

この日，ある私立大学の薬学部キャンパスでも大きな揺れに見舞われた．地理的な不安定さもあり，丘の上の8階建ての建物は，しなるように揺れた．階が上になればなるほど揺れは激しく，建物から徒歩で脱出する以外逃げ道はなかった．たまたま居合わせた緊急対応に慣れた教員による学生の避難，それに続く，一糸乱れぬ帰宅連携活動は，あたかもこの非常事態を想定していたかのごとく功を奏した．現場のトップダウンによる避難指示と情報伝達系が大変よく機能した．

筆者は，この日は群馬県の大学内で文献整理をしていた．突然大きな揺れが起こり，その瞬間，異常事態であることを想定した．群馬県は日本のへそに当たり，地震被害は歴史的にも少ない．したがってこの大きな揺れは，他地方での何倍かの大きな被害を想定することができた．

第一波に続いて，2回目の大きな揺れに見舞われた．書棚の本は飛び出し，温度湿度計は宙を舞った．多くの職員，学生は建物外に避難したが，私は直ちに部屋を出ることは，かえって危険であると察知し，室内で静まるのを待った．地震が静まったので廊下に出ると，大勢の人が室内の状況を見るべく，外から戻ってきた．不安そうな学生には，大丈夫だの一声をかけた．震源から距離があった群馬県であること，建物が新設であることの双方が幸いし，また，少ない設備ゆえ，備品物品被害，建物被害は最小限にとどまった．

誰も想定していないことほど，危険なことはない．このような事態においては，密集地（都会型）ほど危険であり，地方都市（田園型）ほど，危険度，二次災害は少ない．この大震災の最大の教訓は"ありえないことなどありえない"である．

そして，地震や災害が起こった後の態度が大切である．

1・2 東日本大震災後の対応：遅きに失した安全対策

大震災後，日本中の各大学は，安全対策を見直した．あるいはやっと本腰を入れるようになったと表現すべきかもしれない．埼玉県川越市周辺は見事に整備された計画都市である．そこにあるT大学は理工学部を中心とし，陸上競技用のグラウ

教職員各位への通知

1. 学生には"安全第一"を考えて行動するように指導する．無理のない通学をすることを勧める．
2. 必ず欠席届を提出させる．
3. 授業資料を学内向け情報システム，教員ホームページなどにより，学生が入手し，自己学習できるように配慮する．
4. 平常時より適時，レポートを課し，小テストを行い，できれば中間テストも行って，期末試験が行えなくても成績を出せるようにする．
5. 被災した学生，通学困難な学生の支援や援助に努める．
6. 教室施設の利用時間を厳守する．通常午前8時から午後9時半である．
7. 夜間の施設利用は教員の責任のもと，"時間外使用願"を提出する．
8. 6月以降予想される電力不足への対策を早期に立て，節電対策に努める．
9. 日頃から不測の事態（新たな震災など）に備え，学生の安全を考えて誘導する方法，通路を確認しておく．

図1・1　東日本大震災直後に出された教職員宛通知の例

地震発生時の教員の行動指針

ⅰ）授業中の場合

地震が起こったら

① 慌てて外に出ることのないよう学生を落ちつかせる．
② 速やかに机の下などに身体（頭部）を隠し，落下物・倒壊物から身を守るよう学生に指示する．
③ 非常放送などで指示があるので，それまで待つよう学生に指示する．
④ 部屋の出口の扉を開け，閉じ込めなどを防止する．
⑤ 火気を使用中の場合は直ちに火を消す．
⑥ 火災が発生した場合は，近くの非常ベルを押し，警備室に知らせるとともに，消化器などで初期消火を行う．
⑦ 揺れが収まるまで待ち，非常放送の指示に従い行動する．

ⅱ）その他

① 交通機関の状況などで，帰宅できない学生は，学内に宿泊させる．この際，学生対応なども協力していただくことがある．
② 授業中の場合以外においても，上記の行動指針に基づき行動してください．

図1・2　地震発生時における教員の行動指針

ンドも整備され，幼稚園児はキャンパス内を通って通学している．そして，このキャンパスこそが，理想的な広域避難場所を提供している．

震災後の4月（新学期）になり，T大学は教員に対し，A4用紙で2枚ほどの"安全指針"を配布し，緊張感あるトップダウン式緊急時対応を講じた．

T大学による"安全指針"は大変参考になる安全ガイドの手本なので，図1・1と図1・2にその概要を記しておく．

ここで述べられていることは，震災後も繰返し強調されるべきである．遅きに失した感は否めないが，改めるに遅きことなしである．各大学でも，同様のマニュアルづくりが行われた．R大の例を図1・3に示す．この日のことを忘れないことが，安全対策の原点である．

```
学生  まずは身の安全の確保を！
      共助けの精神で，皆で助け合って行動してください．

■ 学内にいる場合の指針
  ① 教職員，非常放送などの指示に従って行動する．
  ② 火を見つけたら連絡および初期消火活動を行う．また，ガスや実験
     用ボンベなどの安全確認を行う．
  ③ 家族との安否確認を災害伝言ダイヤルサービスで行う．
  ④ 大学への安否確認を学内向け情報システムで行う．

■ 学外にいる場合の指針
  ① 次のうち，最も適切だと考えられる方法をとる．
     ・帰宅
     ・最寄りの避難所への一時避難
     ・親戚・友人宅への一時避難
  ② 家族との安否確認を災害伝言ダイヤルサービスで行う．
  ③ 大学への安否連絡を学内向け情報システムで行う．
```

図1・3　地震発生時における学生の行動指針

1・3　危険との対話

安全神話が存在しない以上は，儀礼的な会話，机上の空論，そして日本式の玉虫色の結論を排除すべきである．安全と危険を問題にするとき，敬語や美辞麗句は必要ない．必要なのは"注意しろ（Watch Out）"の一言である．

危険を語るとき，多くの言葉，使い古したマニュアルは必要ない．大切なことは，もしも，という感覚に基づく"危険の予見"である．

見えないもの，見にくいもの，そして考えたくないことをあえて考え，危険の予見をするように努めるべきである．論より証拠，ここで簡単な思考法を紹介する．ダブルウィンドウ型予見法とでもよべばよい．いとも簡単に，シンプルな思考法で危険の予見ができることを述べておきたい．

まず，大勢の標準的な意見に耳を傾けよう．最も多くの人が口にしていることがまずは重要である．次に，この大勢の意見とは反対のことを考えるのである．そして，それを誰かに語ってみよう．口にするのである．書きとめておくだけではだめである．誰も見ない．今回の震災後も発掘された警句がたくさんあるが，何の役にも立たなかった．無視された．安全と真逆の危険について，少しでも口にすることが，次の対応につながる．

先の安全指針のなかには，万が一を想定した，真逆の真理が含まれている．逆もまた真なり．逆もまた起こりうるのである．

そして，最後にわかってくることは"安全神話"などどこにもない，ありえないことなどありえない，ということである．安全との対話とは，危険なことを勇気をもって口に出すことである．

> We learn nothing rightly until we learn the symbolical character of life. Day creeps after day, each full of facts, dull, strange, despised things, that we cannot enough despise—call heavy, prosaic and desert. The time we seek to kill; the attention it is elegant to divert from things around us. And presently the aroused intellect finds gold and gems in one of these scorned facts—then finds that the day of facts is a rock of diamonds; that a fact is an Epiphany of God.
>
> Ralph Waldo Emerson

2

化学目線で見た薬学安全ガイド

2・1 事故は増えている

　実験室から工業プラントまで，化学事故は尽きない．近年では，十分時間をかけた安全教育も行われており，実験操作法の解説書や，事故例をまとめた成書も豊富にある．にもかかわらず，事故が尽きることはない．本来，考えたくはない事故のことを意識するかしないかの違いが，大事故につながることが，福島の原子力発電所事故でもよくわかる．実験のはじめに，安全神話を排除し，常に事故が起こるかもしれないということについて考える癖をつけることが，事故を未然に防ぐ最良の手立てである．

　この章では，大学や企業の現場での過去の事故例を解析して，共通の原因，端緒を拾い上げていきたい．事故例はなるべく十分に解明されたものを選び，新聞報道になった化学事故もできる限り取上げた．その理由は，実験者が何を考えて，何を考えなかったか（無視したか）を検証したいからである．本章のキーワードは，基本，無知，無視の三つであり，"事故を起こすのは実験者自身である"ということを強調したい．

　実験マニュアルはいくら立派でも，それが無視されれば，何の役にも立たない．化学事故の原因には，多くの場合，① 実験者のコンディション不良（不注意），② 実験環境（計画）の不良のいずれかが含まれることが多い．安全の確保のために，この二つは決して無視してはいけない出発点である．事故を起こすのは実験者自身であるから，特に重要なことは，実験者のメンタルな部分も含めた体調管理である．体調不良で実際に事故が起こった例について，後で紹介する．いくら十分に注意をしても，無理をしたり，慌てて実験すれば，元も子もないのである．

2・2 現実に起こった事故例から学ぶ

　明らかに，事故は基本操作や常識を無視したところに端緒がある．一番の基礎になることを無視すると，どのくらいの事故（人身事故）につながってしまうか知っておくために，次の三つの実例を選んでみた（§2・2・1〜§2・2・3）．

化学プラントの事故は増えている

二度あることは三度ある．化学プラントの事故は，2012年だけでも，3月のエア・ウォーター，4月の三井化学，そして9月の日本触媒の爆発事故がある．加えて，2011年11月には東ソーでも死傷者の出る事故が発生した（§2・2・3）．危険物を扱う施設における火災，流出事故の発生件数は585件（2011年）に上る．最も事故が少なかった1994年の287件の約2倍の水準だ．この間，事故件数はほぼ右肩上がりに上昇しており，一時的な現象ではない．加えて，この数字には震度6弱以上の地震により発生した事故は除外されている．

2・2・1 体調不良

最初の例は，実習の出席日数が足りなかったS君が，学生実習を受けたときの事故である．本来の実習であれば複数人がグループで行うが，特別の補講実習であったために，S君がすべてを一人で行うことになったことに火種があった．その日，S君は朝食抜きで朝から実験を始め，夕刻近くまで実験室にいた．さらに悪いことに，実験を早く終わらせようと，昼食も抜いたのである．その日の夕刻，実験も終盤にさしかかったとき，廊下へ出たS君は突然意識を失いそのまま後ろ向きに倒れ，後頭部を強打した．S君は救急車で近くの病院に運ばれた．精密検査の結果，致命的な状況にはいたらないことがわかったが，さまざまな検査を受ける必要があった．S君は傷の手術を行い，約1週間の入院後に退院した．入院中S君は，食事抜きで，長時間実験を行うことがきつかったことを明らかにした．

体調を整えて実習に臨まないと，思いもよらない危険性が高まる．この例は，補講実習という特別なものであるが，研究生活に入る前の学生実習では不慣れなために，予想できないような（個人差のある）危険が潜んでいることに注意しなければならない．食事抜きで講義に出ることも同じような危険を生む可能性がある．そもそも脳の栄養源であるブドウ糖（グルコース）と酸素の足りない状態は講義に集中するための必要条件を満たしていない．

2・2・2 塩化カリウム医療事故

塩化カリウム（KCl）は食塩（NaCl）に化学的性質が似ている無機化合物で，化学的に，それ自体は特にどうということのない化合物である．しかし，生体内では，命にかかわる重要なはたらきをもつ化合物である．低カリウム血症になった場合，塩化カリウム希薄溶液が静脈に注射されるが，高濃度塩化カリウム液の用法お

よび用量に関連する使用上の注意は次のように書いてある．

　本剤は電解質の補正用製剤であるため，必ず希釈して使用すること（カリウムイオン濃度として 40 mEq/L 以下に必ず希釈し，十分に混和した後に投与すること）．

　ところが，このような注意が書かれていても，この塩化カリウム溶液の調製と注射を任された看護師がひき起こす事故が繰返し報道されている．

事例 1　2012 年 3 月，准看護師（23）が，入院中の 80 代の女性の低カリウム血症に対し，塩化カリウムを希釈して投与すべきところ，高濃度の原液のまま点滴．4 日後に患者は心不全で死亡．准看護師は書類送検された．

事例 2　2007 年 2 月，看護師（22）が入院中の 60 代の男性患者に誤って塩化カリウム製剤を原液のまま直接静脈に注射し，直後に患者が心不全で死亡した．病院はミスを認め遺族に謝罪し，看護師は書類送検された．

事例 3　2006 年 6 月，主治医が 60 代の脳梗塞患者に塩化カリウム原液とビタミン剤を混ぜた後，24 時間かけて点滴するように看護師（21）に指示したところ塩化カリウム 40 mL を側管より注入．その直後心停止．蘇生治療を受けたが 5 時間後心不全で死亡．病院はミスと死亡との因果関係を認め，謝罪した．看護師は書類送検された．

　医療事故の背景には，いろいろな事情がある．業務の忙しさのため，マニュアルが無視されたり，指示された注意事項の確認が十分にできていないことはよくある．複数の医療従事者（コメディカル）による連携上の問題，医療知識の不足（無知）などがあげられているが，明らかに，初歩的な安全確保の基本を無視したために事故が起こっている．かくして，繰返すはずのない事故が，繰返されている．

　塩化カリウム以外で，医療現場で多い事故には，単純な薬品の濃度計算のミス，医薬品の取違えなどがある．調製溶液がすでにあったり，コンピューター入力だけで薬が準備できる時代になっても，初歩的な人為ミスが後をたたない．ダブルチェックをする姿勢が義務づけられているが，現実問題，戦場のような現場ではしばしばないがしろ（無視）にされることが多い．

2・2・3　塩化ビニル工場の爆発

　2011 年 11 月の午後，最新式の塩化ビニル製造用化学プラントの塩酸（HCl）タンクから白煙が上がった．直後に爆発音とともに設備が吹き飛び出火した．消火活

ガスによる医療事故 [1), 2)]

事例1 医療現場では，いくつものガスが診療に用いられている．"酸素"のほか，麻酔用の"笑気"，内視鏡手術や心臓手術に使う"二酸化炭素"などである．これらのガスは目的に応じて適切に使用されないと，患者の生命にかかわる重大な事故をひき起こす．実際，重大事故が繰返され，そのつど国などが再発防止のための注意事項を医療現場に伝達してきたが，事故はなかなかなくならない．近年神戸市内の病院で手術直後の患者に酸素吸入しようとして間違って二酸化炭素のボンベを接続してしまい，患者が一時心停止になる事故が起こった．

同病院は心臓手術の際，二酸化炭素ボンベに圧を調整するレギュレーター（減圧弁）をつけ，それをカートに乗せて使用していた．新病院に移転した後，二酸化炭素ボンベの置き場所をどこにするか確定しないまま，OR3（心臓血管外科手術専用の部屋）に仮置きしていた．男性患者の緊急手術が行われた7月13日の昼にも，この手術室で心臓手術が行われ，二酸化炭素ボンベが使用されていた．二酸化炭素のボンベは，緑色であり，酸素は黒と定められている．ボンベの色を正しく認識していれば，防ぐことができたはずである．

事例2 もう一つの例は，高気圧酸素治療の際の爆発事故である．高気圧酸素治療装置は，密閉して気圧を高くしたカプセル内に患者を収容し，酸素を強制的に体内に送り込むために使われる．血液に大量の酸素を溶解させるため，酸素不足から起こる症状に効果的とされ，国内では急性ガス中毒や潜水病などの救急用以外にも，心臓や脳外科の慢性疾患治療用として，70年代から使われるようになった．しかし，悲惨な爆発事故が山梨県内の病院の高気圧酸素治療室で起こった．高気圧酸素治療装置での治療終了直前，治療カプセルが突然爆発した．カプセル内で治療中だった患者につき添っていた患者の妻が，爆風で飛ばされたカプセルの鉄製ハッチにより全身を強く打って死亡した．患者も全身やけどの重体となった．病院の技師2人ら計3人も軽いけがを負った．

事故原因は明らかで，患者が使い捨てカイロを身につけているのを見逃したことによるものだった．マニュアルでは，同室にはカイロや，静電気を起こす化学繊維の持ち込みを禁止し，患者は専用衣服に着替え，治療の際には臨床工学技師がボディーチェックを行うと定めていた．しかし，事故当時，技師による確認が行われなかった．また，患者はアクリル製の起毛の肌着を着用して入っていた．懐中カイロが発火原因となった高気圧酸素治療装置の事故は，岐阜市や福島市などで3件起こっていたが，使い捨てカイロによる事故はこれまで報告はなかった．事故が起こってみれば，これも当然危険なものであることがわかる．明らかに基本無視の結果ひき起こされた事故である．

動は夜通し続き，翌朝7時過ぎに鎮火状態となったが，死者が出た．8カ月後にまとめられた報告書によると，事故は半日前に起こった比較的軽微な設備トラブルに対処しているさなかに起こった．爆発前，"緊急放出弁"が故障で開きっぱなしになり，生産ラインの配管内の圧力が低下したことから，運転を止めて調べることにした．しかし，止めた時間が長すぎた．可燃性の塩化ビニルモノマー（VCM）と塩酸が混ざった状態が6時間以上続き，設備内はしだいに熱をもち，最終的には爆発してしまったのだ．社長自身がこう悔やむ．"VCMと塩酸を混ぜると熱をもつことは化学の基礎知識．ベテラン社員がマニュアルより基礎知識を優先して設備を動かし続けていたら，事故は起こらなかった"[3]．

事故の裏には，逸脱行為（ルール違反）が目立つ．いずれも，ささいな基本無視から，一瞬にして命にかかわる大ごとにまで事態が悪化してしまった例である．

化学事故の裏側にある真実（これらは福島原子力発電所事故においてみられた事故対応の本質でもある）．
- マニュアル（基本）はしばしば無視される（逸脱行為）．
- 事故事実（失敗）は曲げて説明がなされる（隠ぺい）．
- 安全装置（付属品）は十分機能するとは限らない（不安全弁）．

2・3 化学事故の三大要因

化学実験では，さまざまな危険物を扱う．危険物や危険要因に正しく向き合わないところに事故の火種（温床）がある．事故例をよく調べてみると，意外にも中程度に危険な試薬による事故が多いことに気づく．きわめて危険な試薬を使った実験では，細心の注意が払われ，大きな事故は起こりにくいのである．そこで，本節では，頻繁に利用されている身近な化学反応や危険物の安全点検をしておきたい．消防法に定められた危険物のなかでも特に，第三類，第四類，第五類に属するものは細心の注意をしなくてはならない．

2・3・1 化学事故の三大要因に注意せよ

化学実験では，① 反応溶媒や抽出溶媒（燃えるもの），② 触媒などの試薬（化学反応を起こすもの），③ 熱源や装置（火を出すもの）の扱いが事故の三大要因となる．いくつかの成書に多くの事故例がまとめられているのでぜひ参照して頂きたい．有機溶媒は引火性のもの（第四類危険物）が多く，熱源を用いてそれを加熱す

るので，化学実験ではいつ発火してもおかしくない．化学反応に用いられる有機溶媒のなかでも，エーテル系溶媒，特にテトラヒドロフラン（THF）とジエチルエーテルによる事故が最も多い．これらの溶媒は引火，発火に注意するだけでなく，吸入しないように注意しなければならない．

事例1 ジアゾメタンは危険な試薬であるが，簡便なメチル化剤である．通常冷蔵庫内にジエチルエーテル溶液として保管する．容器の栓がきちんと閉まっていなかったために，冷蔵庫内でエーテルが揮発して庫内に充満，温度調整器の接点火花で引火爆発した事故がある．また，ベンゼンやハロゲン系有機溶剤などを用いるときには，薬品による健康被害も起こるので注意する．
【問題点】保存用容器の不備．可燃性溶媒を防爆型でない冷蔵庫に保管した．

　健康被害に注意しなければならない有機溶剤としてベンゼン（再生不良性貧血の原因となる）や，ハロゲン系溶媒（ジクロロエタン，ジクロロメタンなど）がある．2011年，印刷工場で1,2-ジクロロプロパンを換気のわるい環境で使ったことが原因で，胆管癌が多発したことが報道され労災に認定された．労災と認定されても傷や癌が癒えるわけではない．化学合成の実験で，一番安易に接してはいけないものが有機溶剤である．
　酸性の試薬や塩基性の試薬については，たびたび注意喚起が行われている．これらの試薬を取扱う場合は，① 保護眼鏡をつける，② 素手で触れない，③ 勝手に捨てない（すべて指示に従って取扱う）が三原則である．これらは，初歩的なミスで事故が起こっても大事にいたらないようにする防止策である．
　試薬類で特に注意すべきなのが，金属試薬（第三類危険物）である．この代表的なものが，グリニャール試薬，有機リチウム試薬である．これらの試薬は，反応溶媒としてエーテルを用いるのが常であるから，必然的に事故が起こる確率は高くなる．特に，グリニャール反応では，エーテル溶媒中で，金属マグネシウム試薬をつくり，加熱反応を行うので，危険な三要素がすべて入っている．言い方を変えれば，グリニャール反応は，危険な合成反応を学ぶための格好のテキストでもある．
　有機金属試薬による事故は，これらを使った化学反応が学生実習に積極的に取入れられるようになった（流行）ことで，増加したと考えられる．

事例2 米国で起こった死亡事故は基本無視が起こした，大変教訓的な火災事故である．ある女子学生がシリンジでt-ブチルリチウムを吸い取っているとき，針が外れてしまい試薬が勢いよく吹き出して自然発火した．白衣を着用していな

かったためセーターに引火し,全身にやけどを負った.悲しいことに,この学生は数週間後に死亡した.

【問題点】白衣を着用せず,合成繊維製のセーターを着ていた.シリンジと針をしっかりと固定していなかった(ルアーロックの注射筒を用いるとよい).t-ブチルリチウムはすぐに発火する危険な物質であることを認識していなかった.消火器などの消火具を手元に準備せずに実験を行っていた.万一の事故を想定して実験の準備を行うべきである.

保管中や静置中の爆発事故は,不意をつかれる事故であり,防御態勢ができておらず大変危険かつ悲惨な結果になることが多い.爆発性のあるアジド化合物,ニトロ化合物は遮光し,冷暗所保存と書かれている.

アンプル中に封管した薬品を,日の当たる実験台の棚に置いておくと,突然爆発することがある.保管中の事故として,アクリル酸の保管タンクの大爆発がある.ラジカル型の反応を起こす試薬類は,特に冷暗所保存と厳重管理が必須である.このことは指導者が,徹底指導しなければいけない.

原則として古くなった試薬は絶対に使うべきではない.その理由は,さまざまな不測の事態をひき起こす可能性が高いからである.古い試薬中には,危険な不純物(過酸化物や金属)が含まれていたり,一部変性し実験に適していなかったり,さらには栓をした部分が腐食して開かなくなっていたりするからである.混入異物や,開栓操作による二次災害が多く報告されているのである.

以下は古い試薬が原因となった典型的な事例である.特に,古い試薬の蒸留では不純物が濃縮され,それが高温にさらされるので,大変危険である.

事例3 4年間保管していたイソプロピルアルコールを,不純物を除いて使用するため蒸留したところ爆発し,研究者が負傷した.また,ジイソプロピルエーテルを入れていたガラス共栓瓶の擦り合わせ栓が固着していたため,栓をねじって開けようとした途端に爆発して1名が重傷を負い,その後死亡した.擦り合わせ部分に有機過酸化物が生成付着していたとみられる[4].

次の事例は最少被害に食い止められたが,非常に危険な状態であった例である.

事例4 廃液処理過程で,酸性廃液と硫化鉄や硫化ナトリウムなどが含まれる塩基性廃液を混ぜ合わせ,硫化水素が発生.異臭騒ぎで1000人以上が避難を余儀なくされた.

【問題点】廃液の内容物の危険性を把握していなかった．専門的知識をもたぬまま廃液どうしを混ぜ合わせてしまったこと．

金属ナトリウムの処理による事故は，事故例の定番である．

事例 5 実験に使用した金属ナトリウムの入ったガラス容器を，水の入ったバケツに投入したところ爆発が起こった．学生は全身やけどの重傷を負った．

【問題点】金属ナトリウムが水と爆発的に反応することを十分に理解していなかった．アルコールでの処理を怠った．

このように，一見安全に思えるものが，化合物を取扱うときの基本を逸脱した瞬間，生命を危険にさらす凶器となるのである．次節では，個々の危険物についての一般知識を整理しておきたい．

2・3・2 危険物をよく知ろう

化学実験は危険物との出会いである．事故のたびに身のまわりには危険物がたくさんあることを思い知らされる．"混ぜるな危険" というトイレの洗剤混合や，硫化水素，一酸化炭素による事故は年中起こっている．このような事故を防ぐためにも，化学実験は危険物の怖さを知る場として重要である．

危険物は，消防法により表2・1の6種類に分類されている（危なさによる分類である）．その危なさは，実際の事故例に基づき，化学的性質や危険度によって，

表2・1 消防法による危険物の6分類

分類	形状	性質	具体例
第一類危険物	酸化性固体	それ自体は燃えない．ほかの物質を強く酸化させる．	塩素酸塩，過塩素酸塩，無機過酸化物，硝酸塩など
第二類危険物	可燃性固体	よく燃える．また低温（40℃）で引火する．	硫黄，硫化りん，金属粉末など
第三類危険物	自然発火性物質/禁水性物質	自然発火する．または水と反応して燃える．	アルカリ金属，アルカリ土類金属，有機金属化合物，金属水素化合物など
第四類危険物	引火性液体	よく燃える．また1気圧20℃で液体である．	特殊引火物，アルコール類，第一～第四石油類など
第五類危険物	自己反応性物質	加熱分解などで反応して燃える．	酸化物，ニトロ化合物，硝酸化合物，アゾ化合物，ジアゾ化合物など
第六類危険物	酸化性液体	それ自体は燃えない．	硝酸，過酸化水素，過塩素酸など

第一類～第六類まで分類されている．化学実験をする者は，学生実習であれ，研究実験，プラント生産であれ，消防法による規制のもとに行動しなければ，安全は守られない．

危険物実験の概要（学生実習における注意事項の概要）を述べる．

a. 第一，二類危険物による化学実験　これらは無機化合物で酸化力をもつ固体，可燃性をもつ固体であり，これらは高校の無機化学の実験でよく用いられるものである．高校での実験では，可燃性や炎色反応など，火を近づけ基本的性質を見る実験が多いが，ごくまれに爆発などの事故が起こることがある．

薬学部での化学実験では，第三～六類危険物を用いる反応がよく行われる．それらの代表例を以下に簡単にまとめる．

b. 第三類危険物による化学実験　禁水性物質は水との接触をさせてはいけない．代表的な有機金属化合物による反応としては，求核付加反応（グリニャール反応，アルキルリチウムの反応）や金属水素化合物によるヒドリド還元反応（NaH, KH, $LiAlH_4$, $NaBH_4$, $LiBH_4$による反応）などがある．

事例1　エステル基の還元を行うため固体の$LiBH_4$を量り取り，その重さを実験ノートに記入するため，秤量に用いたスパーテルをティッシュペーパーの上に置いた（実験台が汚れるのを嫌ったようである）．その数秒後，ティッシュペーパーが燃えあがり，同室にいた学生一同騒然とした．ティッシュペーパーに含まれる水分と$LiBH_4$の反応熱により発火したと考えられる．

c. 第四類危険物による化学実験　特殊引火物のエーテルや二硫化炭素は反応溶媒に用いられる．アルコール，アセトンなどの有機溶剤も抽出や洗浄溶媒に用いられる．有機合成反応に用いられる各種有機物は，第一～第四石油類に含まれる．

d. 第五類危険物による化学実験　混合反応操作時はもちろんのこと，保管時においても，最も注意しなければならないのが，自己反応性危険物であり，化学事故に直結しやすい危険物である．その事故例，失敗例も数多く報告されている．ラジカル反応開始剤のBPO（過酸化ベンゾイル），アゾ化合物などは熱や衝撃に注意しなければならない．

e. 第六類危険物による化学実験　過酸化水素（水）は反応，保管，運搬中に爆発を起こした事例が知られている．濃縮による高濃度化，不純物との激しい反応，金属不純物による触媒的な分解反応など，あらゆる操作で事故が起こりやすい化合物である．また，高濃度の過酸化水素水は皮膚に化学やけどを起こすので，素手で触れてはならない．

事例2 35%過酸化水素水の瓶の栓は固く締めないように注意を受けていたが，ある学生が栓はしっかり締めた方がよいと勝手に判断し，栓を固く締めた状態で保存していた．夜間にこの瓶が爆発して，大きな物的被害が出た．

危険物取扱者になろう

危険物の扱いに強くなる一番の方法は，危険物取扱者の資格を取ることである．消防法の基礎知識や，大学程度の化学の知識によって合格することができる．下記のような問題が出題されている．この国家資格は，火災の危険性が高い物質を"危険物"として指定し，その取扱いなどを行うことができるための資格であり，詳細は消防法およびその他の法令により規定される．

問題 次のうち正しいものはどれか.
　A．第一類危険物は酸化力をもっており，酸素原子を含むものが多い．
　B．第二類危険物は酸化力がきわめて強く，ほかの物質を燃焼させる．
　C．第三類危険物は，酸素含有物質であり，自己燃焼性をもつ．
　D．第六類危険物は燃焼速度の大きな化合物である．

2・3・3　危険物の保管や移動

身近にある化学物質の保管場所をよく見まわしてみよう．多くの試薬類が，漫然とアルファベット順に並べられていないだろうか．危険物に分類されるものは，アルファベット順ではなく，危険物の6分類に従って，保管しなければならない．また，保安上の見地から，毒物は鍵のかかる薬品棚に保管しなければならない．

移動中の大事故

大量の化学物質の保管や移動の際に大事故が起こっている．28%過酸化水素水500 Lを積み込んで出発したタンクローリーが首都高速で突然大爆発した（1999年）．この爆発をひき起こしたのは，温度ではない．タンクローリー内に残っていた微量の塩化銅（II）であった．タンクローリー内の残留物を洗浄せずに，そのまま使った初歩的なミスである．おそらくは事故が起こるまでは，似たような混合状態で運搬していたのではないだろうか．塩化銅は微量でも触媒としてはたらき，過酸化水素の分解を促進する．過酸化水素は，酸素と水に分解され，タンクローリー内は高圧酸素状態になる．そして高速道路を走行中に大爆発し，ガードレールを真っ二つに破壊した．幸い歩行者のいない高速道路であったために，周囲の人的被害はなかった．

自己反応性物質は冷暗所にまとめて，引火性の第四類とは別に保管すべきである．試薬の保管は，便利さではなく，安全性を優先すべきで，それには，危険物の6分類の基本を守ることが一番である．

　危険物の廃棄処理中に事故が起こることもある．ときに，安全点検，保守点検など，本来は安全を確実にするための行為が，事故の原因になることもある．

保管中の大事故

　化学メーカーで大惨事が起こった．周囲住民に被害が出た例としては，過去最大級である．不完全な保管倉庫に保存（放置）してあったイソシアン酸メチルが，混入した水分で徐々に分解し，発生した有毒ガスが辺りに充満した．不運なことに，深夜から未明にかけて事故が起こり，2段階の安全装置が完全に止まっていた．そして空気より重い有毒ガスが辺り一面に漏出し，周辺住民1万人以上が死亡（2000人が即死だが大半は幼児），負傷者は30万人に及んだ．これは，インドでの出来事である（1984年12月2日）．保管と放置ではまったく違う．化学事故の悲惨さを示す，歴史的な事故となった．

2・4　危険物を使った化学事故例

　ここでは具体的な事故例を，実験操作に注目しながら改めて解説する．

2・4・1　可燃性液体（溶剤）による代表的な事故

　特殊引火物のジエチルエーテルは沸点が低いので気化しやすく，引火しやすい．おまけに，爆発性の過酸化物まで生成しやすいので，大変危険である．特にエーテル溶液の加熱（蒸留）には注意したい．

事例1　使用済みのジエチルエーテルを回収・再利用するため蒸留をしていた．毎回，蒸留フラスコを取替えるのを面倒に感じ，液量が減るたびに栓を開け使用済みのエーテルを追加する方法で回収作業を続けていた．ある日，フラスコの内部が明るく輝いたように感じた途端，激しい爆発が起こった（死亡者を含め甚大な被害となった）．エーテル中に少量の過酸化物が含まれており，それが回収過程で濃縮され加熱により爆発したと推定された．

　高濃度ジアゾメタンのエーテル溶液では，分液操作中にも事故が起こっている．
事例2　ジアゾメタンエーテル溶液を擦りつき分液漏斗に入れ，水で洗おうと

したら，突然爆発が起こり，学生がけがをした．擦り合わせコックを回したのが誘爆の原因とみられる．

2・4・2 混合かくはんによる事故

混合により化学反応が起こると，発熱により加速的に反応が進行し，暴走する可能性が高い．混合かくはんでは温度変化や反応の均一性などを観察しながら，はじめはおだやかに反応が起こるように制御すべきである．また，反応が開始されてから実験台を離れたり，混合する滴下速度を急激に速めたりしてはならない．

a. グリニャール反応 マグネチックスターラー（かくはん装置）を用いて大型のフラスコでグリニャール試薬の調製を行っていた．反応がうまく開始したので，滴下漏斗からハロゲン化アルキルが少量ずつ滴下する状態に保ったまま，しばらく部屋を空けた．戻ってきたら試薬の滴下は終了していたが，かくはん子がうまく回転していなかったため，かくはん装置の電源を入れ直し，かくはん子が正常に回転するように調整したところ，突然内容物の沸騰が始まり，還流冷却管を通り抜けて噴出し，全身に反応液を浴びた．

b. スルホン化 ベンゼンをかくはんしながら発煙硫酸を滴下してスルホン化を行っていたが，滴下途中でかくはん器が止まったのに，すべての試薬を滴下してしまった．再びかくはんを始めたら，急激に反応熱が発生し，ベンゼンが気化して室内へ流出し引火・爆発して作業室の屋根が吹き飛んだ．後日，発煙硫酸から出る三酸化硫黄（SO_3）が，かくはん器のシャフト部分のパッキンを侵して膨潤させ摩擦が大きくなったため，かくはんできなくなったことがわかった．

c. ディークマン縮合 学生が溶媒としてベンゼン15 L を用いる大きなスケールでディークマン縮合（分子内クライゼン縮合）を試みた．試薬を60分かけて滴下すべきところを，急ぐ事情があったので5分ほどで滴下したところ，激しい発熱反応が起こって反応を制御できなくなり，内容物が噴き出し発火・爆発した．学生は重いやけどを負って数日後に死亡した．

d. スワン酸化 ジメチルスルホキシド（DMSO）を用いるスワン酸化を利用してアルデヒドの合成を試みた．激しい発熱反応であるという認識がなかったので，最初からスケールを大きくして合成を試みた．途中で反応の制御が効かなくなり内容物が噴き出して辺りに飛び散った．系内で発生したジメチルスルフィドが流れ出て強烈な悪臭が一帯に充満し，大騒ぎとなった．

e. ニトロアルドール反応 塩基触媒によるアルデヒドに対するニトロアル

ドール反応を行うため，市販のニトロメタンに60%NaHオイルディスパージョンを加えて室温でかき混ぜていたところ，突然に激しい爆発が起こった．実験者がガラスの破片で顔に傷跡が残る大けがをした．

2・4・3 蒸留中の事故

　化学工業が蒸留操作から始まっているように，蒸留操作は簡便な精製手段の一つであるが，危険と隣合わせの化学操作である．なぜならば，① 熱源を用いて，② 可燃性物質を加熱し，蒸留が終了する段階では，③ 高濃度の不純物が残留物に存在するからである．ここでは，ヒドロキシルアミンの蒸留塔の爆発事故について紹介する．この事例は大量精製の設備で起こったものであるが，少量の実験でも注意すべき点が含まれている．すぐそばにあるものに配慮しながら実験する姿勢を学ぶ必要がある．

　事例　群馬県にあるヒドロキシルアミン精製工場で蒸留塔が突然爆発した．ヒドロキシルアミンの爆発事故はこれまでにも例があり，注意喚起されていた．この大事故は，不純物の金属イオンを含まないヒドロキシルアミンを得るための再蒸留塔で起こった．死者4名負傷者50名を超える大惨事となり，事故後，地域住民は工場立ち退き運動を起こした．

　ヒドロキシルアミンは爆薬の2,4,6-トリニトロトルエン（TNT）と同じ程度の爆発力をもつ化合物であり，いつどんなかたちで事故が起こっても不思議ではない．高温熱源の存在，不純物としての金属イオンの局所濃縮，真空減圧にするためのポンプが爆発の引き金となる要因と考えられた．いずれにしても，蒸留操作は危険がいっぱいである．

2・4・4 廃棄処理中の事故

　一つの廃棄タンクに何でもかまわず回収する廃液処理が，最も危険である．廃液タンク中には何が入っているかわからず，何が起こるかもまったく考えることができない．廃液処理は個別に行い，完全に処理が済んでから液性を確認して，まとめるべきである．以下のように安易な廃棄処理による事故は後をたたない．

　a. アセトン廃液　アセトンは洗浄溶媒に多用されている．クロマトグラフィーに使用したクロロホルムを，アセトンを含む塩基性廃液が入っている瓶へ捨てたところ，激しい反応が起こって瓶が破裂し，数名が負傷した．塩基触媒反応により，クロロホルムとアセトンは発熱的に縮合することが知られている．

b. 硫化水素 硫化水素の乾燥に使用したソーダ石灰をごみ箱に捨てたところ，しばらくしてごみが燃えあがった．湿った紙雑巾が捨てられていたため，石灰の水和熱と硫化物の酸化熱の相乗効果により発火したものと考えられる．

c. ラネーニッケル 触媒としてラネーニッケルを用いた接触水素化をした後，沪紙を用いて触媒を沪取した．触媒量がわずかであったので，沪紙を丸めてごみ箱に捨てたところ，数時間後ごみ箱が燃え上がった．

蒸留操作の失敗

著者の苦い経験の一つが蒸留装置の組み方の甘さによる大損害である．比較的高価なカルボン酸のエステル化を1 kgスケールで行った．少量スケールでの蒸留操作はまったく問題がなかったので，本番実験に移った．エステル化後の反応液をそのまま抽出し，水洗，濃縮してから濃縮粗メチルエステルを実験室で減圧乾固の後，2分割して，少量スケールと同じようにして減圧蒸留をはじめた．ドライアイストラップで慎重に温度制御しながら，徐々に外浴温度を上げていったが所定の温度になってもなかなか蒸留分が出てこない．装置を外し，グリースをつけ直して再度蒸留操作を繰返したが同じであった．焦った私は作業標準書を無視し，外浴温度を+30℃の温度にし，約10分間着色の濃くなったフラスコ内の挙動を観察した．フラスコ内に異常が見られたのはそのときである．突然泡立ち始めたかと思うと泡状物質が突き抜け，激しい発泡状態になった．カルボン酸エステルの熱による脱炭酸反応であった．蒸留分を細かく集めはしたものの，得られたものはすべて脱炭酸した3-メトキシピリジンであった．この脱炭酸により100万円近い原料を失った．2-ピリジンカルボン酸類は，塩基性きょう雑物と水分により脱炭酸しやすいのである．減圧下（1 mmHg）の脱炭酸反応が進行してしまったのである．

廃棄タンクの爆発

筆者が若く血気盛んだったころの出来事である．全合成の鍵ステップとなる反応探しに余念がなかったが，土曜日夕刻までに反応の準備に手間取り焦る気持ちのなかで，金属カリウムを用いるマクマリーカップリングのモデル実験を繰返した．しかし，反応のどれ一つも成功せず，参考文献の著者を呪いながらすべての反応液を赤いタンクの有機廃液の中に勢いよく投げ込んだ．しまったと思い，赤いタンクの中をのぞきこんだ瞬間，廃液タンクから白い炎が噴出しながら爆発した．私は近くの病院でやけどの手当を受け，大学院生の車に横たわって帰宅した．この事故から2カ月間，私は実験を止め，論文書きと学生実習に専念することになった．

冒頭に示したように，化学の目線で見た薬学実習のキーワードは，基本，無知，無視の三つであり，"事故を起こすのは実験者自身である"ということである．もう一度その部分を繰返しておく．

実験マニュアルがいくら立派でも，無視されればまったく役に立たない．むしろ，実験マニュアルがあるためにそれに頼りすぎてしまい，マニュアルには書かれていないことに想像が及ばないため危険なこともある．安全を完全に保証した実験マニュアルなどは，実際には存在しないと考えるべきである．

化学事故と失敗学，危険学

　2011年の東日本大震災と原発事故の後，マスコミでは過去の震災例や事故例が掘り起こされている．これは，過去の事例から学ぶ防災スタイルの一つである．地震に関しては，平安時代の方丈記の記述，著者鴨長明の行動なども参考にされている．過去の事例や，失敗例があるものはそれを参考にすればよい．しかし，原発事故に関しては，過去の失敗例が少なく（開示されない傾向），また報道されたものは大きなものばかりであったから，十分に参考にすることができず，他人ごとにされていた．もし，今回の原発事故のようなことがこれまでに他国で起こっていたら，日本人はもっと綿密な事前対策を立てていたであろう．あるいはエネルギー供給源を原発に依存するという選択をしなかったかもしれない．事故例がないということは，人をごう慢にまねくことが明らかである．こういうとき，事故や失敗を他人ごとにしない失敗学が必要である．

　科学技術がビジネスと共鳴し，必要以上に科学技術の成果が社会に浸透した今日こそ，失敗学という視点に立って行動する必要がある．自分に都合のよい方向にばかりに考えを向けず，あえて考えたくないことについて考えてみるという視点である．あるいは，複眼的に，よいこととわるいことの両方を考え，わるい方から先に考えて，対処してから行動するというライフスタイルが必要であろう．

　失敗学を提唱している畑村洋太郎先生にはわかりやすい多くの著書もあり，原発事故に対する検証の言葉もある．失敗学の一番重要なことは，事故を忘れないということと，過去の事故の検証とともに，未来の事故を想定するということである．多くの事故の原因が，日常的に存在している中程度の危険から出発すること，さらに不注意や誤操作が複合的に重ね合わさって（複数の悪原因が重なり合って），災害ドミノ化現象が起こることを意識する失敗学の考え方が重要である．

　人類は，科学技術の大衆化によって，事故多発性の環境をつくりあげてしまった．この環境に安全の色を塗ることが，次にしなければならないことである．今こそ健全な，未来への警鐘となる失敗学，危険学に耳を傾けるときである．

化学事故の原因には，① 実験者側のコンディション不良（不注意），② 実験環境（計画）の不良のいずれかが含まれている．この二つは決して無視してはいけない出発点である．事故を起こすのは実験者である．特に重要なことは，実験者のメンタルな部分も含めた体調管理であり，いくら注意していても事故は起こりうるものであるということを常識とすることである．

そのうえで，実験者は常に危険を意識し，複眼的な目で，事故の可能性を想像して，実験の内容と，実験環境に注意を払わなければならない．

引 用 文 献

1) '医療用ガス取り違え事故の背景に高圧ガス識別色の不統一'，Astand 法と経済のジャーナル，2012 年 2 月 3 日版.
2) 中尾政之，"失敗百選"，森北出版 (2005).
3) '東ソー火災事故に学ぶ 高機能化に潜む経験不足の落とし穴'，日本経済新聞，2012 年 7 月 31 日.
4) '化学事故と安全化への潮流 (3) 化学物質の混合に伴う事故例'，災害情報，早稲田大学理工学術院総合研究所災害情報センター，2008 年 11 月号.

参 考 文 献

A. 一般的実験ガイド
1. 徂徠道夫ほか，"学生のための化学実験安全ガイド"，東京化学同人 (2003).
2. 山口和也，山本 仁，"基礎化学実験安全オリエンテーション DVD 付"，東京化学同人 (2007).

B. 失敗学に関するもの
1. 畑村洋太郎，"失敗学のすすめ"，講談社 (2005).
2. 畑村洋太郎，"失敗学実践講義 文庫増補版"，講談社 (2010).
3. 畑村洋太郎，"みる わかる 伝える"，講談社，(2008).

C. 事故例に関するもの
1. 鈴木仁美，"有機化学実験の事故・危険 – 事例に学ぶ身の守り方"，丸善 (2004).
2. 'ニュースを斬る – 17 年前から倍増している化学プラントの事故'，日経ビジネス Digital，2012 年 10 月 12 日版.
3. 若倉正英，'化学プラントの大事故はなぜ続発するのか'，現代化学，**506**，19～23 (2013).

3 ガラス器具の基礎知識

3・1 化学実験に潜む危険

　化学実験で扱う化学薬品，それを計量または反応，さらに後処理，精製する段階で用いられるガラス器具，かくはん装置，熱源などは，危険要因（リスクファクター）の代表である．

　これらについては他章も参考になる．また，化学薬品やガラス器具の安全な取扱いについては，すでに参考書がたくさん刊行されているので，同じことを繰返すことはできるかぎり避ける．

　しかし，大学でのけがは，ガラス器具で起こることが多いので，重複する部分もあるだろうが，改めてここでは，ガラス器具について少し書き加えておきたい．

3・2 ガラス器具の基礎知識と危険要因
3・2・1 ガラス器具の取扱い

　ガラス器具を取扱うときに最も多い事故は，割れ口で手を切ることである．切傷をはじめ，ガラス器具による事故としては，以下のような例がある．

- 注ぎ口が割れていることに気づかずにビーカーを洗浄して，手を切ってしまった．
- 温度計をゴム栓に無理やり差し込もうとしたため，温度計が折れて手に刺さり動脈を切った．
- ピペットを力任せに安全ピペッターに入れようとしてピペットが折れ，手に刺さった．
- ガラス管にゴム管をつなごうとして，ガラス管が折れて手に刺さった．
- パスツールピペットの先端が割れていて，手に刺さり，細かな破片が体内に残った．
- ピペットをピペット洗浄機に入れたときに，先端から洗剤が飛び出し，目に入った．
- ガラス細工中，熱いうちにガラス管をつかんでやけどした．

- ガラス器具を数箇所クランプで挟んで固定した後，位置を変えようとしたところ，無理な力がかかりガラス器具が破損した．
- かくはん機の上で，フラスコの中にかくはん子を落とし入れたら，フラスコの底が割れて，中の反応物がこぼれてしまった．
- ひびが入っていたことに気がつかず，三角フラスコの中の反応液を移すため，フラスコの口を握った途端，割れて手を切った．
- クランプでフラスコの口を締めつけすぎたため割れた．

割れたガラス器具は，直ちに廃棄する．使用中に割れたときは，有害物質を適切に処理してから廃棄する．また，ガラスは，小さな傷があるだけでも壊れやすく，作業中や洗浄中に割れて手を切る事故もある．

前述の二〜四つ目の例は，いずれも，棒状のガラスと，ゴムとの組合わせである．これらの事故の原因は，ゴム（の穴）にガラス棒，ガラス管を入れるときに，大きな力が細いガラス管にかかるためである．図 3・1 のように，ゴム管に入れる部分の長さを 2 cm 以下にしておくことで，"ゴムとガラスによる事故"のほとんどが防止できる．ガラスは引張力に弱いという性質があるため，"横向きの力がかかると折れる"のは，図 3・1 で，ガラス管が"へ"の字になるように力を受けたとき，"へ"の字の出っ張った部分が"左右に引っ張られる"ためである．

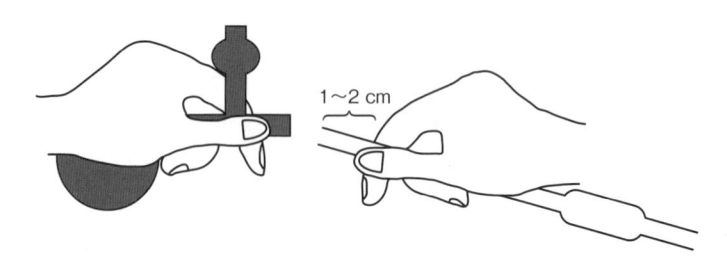

図 3・1 ピペットを安全ピペッターにつなぐときは，ピペット先端と手の距離を短くする．

図 3・1 で折れる部分は，右手で握った位置である．折れたガラス管が左手に強くぶつかり，深く刺さって動脈を切断するという重大事故につながることもある．

大きな動脈を切ったときは，傷口から体に近い位置で止血し，直ちに病院に搬送して医師の治療を受ける．傷が浅いときも，傷口をきれいな流水でよく洗い，消毒した後，強く押さえて，それでも止血できないときは，医師の治療を受ける．

ガラス細工でやけどする事故も多い．ガラスは冷めたように見えても，しばらくはかなり熱い．ガラス細工をするときに，加熱した部分をセラミック網の上に乗せて冷却し，その部分は触れないようにする．いつもやけど事故を防止する意識をもって作業する．やけどしてしまったときは，直ちに冷水を流し続けて冷やし，あるいは，冷水を入れたバケツに長時間，患部をつけて冷却する．ただし，氷水は用いない．その後，やけどの手当てをする．広い面積をやけどした場合は，病院に行き，医師の治療を受ける．

3・2・2 ガラスの種類

ガラスはケイ酸のポリマーで，実験器具に汎用されているのは，米国のコーニング社が開発したホウケイ酸ガラスの一種"パイレックス（PYREX®）"である．ホウケイ酸ガラスは，二酸化ケイ素（SiO_2）に酸化ホウ素（B_2O_3）を12％加えて溶融したもので，800～1250℃で軟化する．熱膨張が少なく，酸，アルカリに対する耐腐食性もある丈夫なガラスなので，実験用具をつくるのに広く利用される．

ガラス細工に使用するのは，軟質ガラスである．700～1000℃で軟化する．炭酸ナトリウムのほかに添加物としてAl, Pb, Ca, Na, K, Caなどの金属酸化物が含まれていることがある．耐薬品性は低い．割れ口が緑色に見える．

分光光度計のセルに使用される石英ガラスは，純粋な二酸化ケイ素からなる．ほかの金属元素を含まないので200 nm以上の紫外線の吸収がほとんどない．軟化点は1500℃以上で非常に硬い．

3・2・3 ガラスの性質

a. ガラスはフッ化物イオンにより腐食される　ガラスはフッ化水素酸と反応する．フッ化物イオンは，ガラスの構成元素であるケイ素（Si）に対してきわめて強い求核性を示し，ヒドロキシシリル基（Si−OH）がHFと反応して，Si−F＋H_2Oと変化し，ガラス表面が腐食される．このことを利用して曇りガラスを作成する方法がある．したがって，フッ化水素を生じる化合物の容器や反応容器としてガラス容器を使用してはならない．

b. ガラスはアルカリにより溶解する　ガラスの主成分であるケイ酸は，フッ化水素酸を除けば，耐酸性に優れるが，アルカリには弱い．フッ化物イオンと同じように，水酸化イオンによって加水分解を受け，ガラスの表面からケイ酸が溶け出す．このため，強アルカリ性の溶液をガラス容器に入れ，そのふたをガラスで

擦ると，ふたと容器との間のアルカリ性の溶液がガラスを溶かし，乾燥したときには，ふたがはずれなくなることがある．これを避けるため，高濃度のアルカリ溶液にはプラスチック容器を用いるか，ガラス容器の場合は，容器のふたには，ゴム栓を使用する．

c. ヒドロキシシリル基はプロトン解離平衡がある　ガラス表面のヒドロキシシリル基は，プロトンを解離して，弱酸性を示す．また，溶液中の陽イオンと水素イオンとのイオン交換を行う能力もわずかにある．したがって，ソーダガラスやカリガラスの容器に水を入れると，わずかではあるが，水溶液中の陽イオンと，ガラス容器に含まれる金属イオンの交換が起こる．金属イオンと錯体を形成する薬品〔例：エチレンジアミン四酢酸（EDTA）〕の貯蔵にガラス容器を用いないのは，ガラス容器からイオンが供給されるためである．

d. ガラスの物理的性質（引張力に弱い）とガラス器具の破損　ガラスが割れるのは，おもにガラスが引っ張りに弱いという性質に起因する．ガラスの表面に傷があると，その傷が広がる力（熱による膨張や，折るような力）を受けたときに，容易に割れる．したがって，ガラスの破損事故を防ぐには，傷のついたガラス容器は，破棄する必要がある．また，使用するガラス器具に傷がないことを事前に確認し，できる限り器具の長さ方向に対して垂直の力（折るような力）をかけないように注意するとよい．

3・2・4　ガラス器具の洗浄

　実験に用いるガラス器具の洗浄や乾燥は，実験の一部でもある．実験には汚れのないきれいな器具を用いることが基本であり，実験後には使用したガラス器具を十分に洗浄して次の実験ですぐに使用できるようにしなければならない．以下にガラス器具を洗浄するときの要点を記す．なお，器具の特徴，使用目的によっては，このほかに気をつけなければならないこともある．

　ⅰ）洗浄時の注意
- 残った液などを分別して捨てる（廃棄物の処理方法に従う）．
- 一度洗浄した器具であっても，汚れが落ちないときは洗い直す．
- "何で汚れているか"を考える．たとえば，ワセリンがついている器具は，洗浄前にできるだけ柔らかい紙でワセリンをふき取る．その後，アセトンなどの溶剤でふき，最後に洗剤で洗う．
- 最初に外側をスポンジを用いて洗い，その次に内側を洗う．

ⅱ）洗浄法
① 器具内を水道水で軽く洗い流す（汚れの程度を観察する）．
② 中性洗剤を使って器具の内側を洗う．スポンジで洗うことのできない部分は，器具の大きさ，形に合わせたブラシを用いる．
③ 水道水でよく水洗して洗剤を落とす．
④ 器具の内側から精製水で数回すすぐ（水道水に含まれるイオンが残らないようにするため．ガラスが水をはじくようであれば，洗剤で洗い直す）．
⑤ よく水を切り，器具の口を下にして，金網かごに入れて水を切る．
⑥ 乾燥する．
ⅲ）目に見えて汚れがあるとき
- 汚れているのが器具の内側なのか，外側なのかを見分ける．
- 清浄なガラス面は，水をかけたときによく濡れる（水をはじくことがない）．水をかけたときに，水をはじく場合は，まだ汚れが残っていることを示している．
- 自分が使用した物質で内側が汚れているのであれば，どのような溶剤に溶解するかを考えて，適当な溶剤でできるだけ汚れを取除く（表3・1）．その後，うえに示した洗浄法で洗う．

表3・1 付着物質の種類とその洗浄法

付着物質	洗浄法
1. 酸性化合物	アルカリ性の液で溶解する．
2. 塩基性化合物	酸性の溶液で溶解する．
3. 無機化合物	強酸に溶解するか試す．酸化性の硝酸を加えると溶解するか試す．
4. 酸にもアルカリにも溶けない有機物	1) ベンジン（ヘキサン）などの無極性の溶媒に溶解するか試す．
	2) エタノールに溶解するか試す．
	3) アセトン，酢酸エチル，DMF（N,N-ジメチルホルムアミド）などの極性有機溶媒に溶解するか試す．
	4) 洗剤を用いる前に，より有効な溶剤がある場合には，これで大半を溶解除去した後，洗剤で洗うこと．

ガラス器具を洗浄するときに，強アルカリの水溶液を用いれば，表面のガラスを溶解して汚れを落とすことができる．しかし，容器の容積が変化するので，特に容量分析に用いる器具を強アルカリ性の溶液に長時間浸すことは避けるべきである．

一般に，ガラス器具が汚れるのは，有機物が付着するためで，これを除去し，洗浄するには，強い酸化剤（発煙硝酸など）により有機物をギ酸，炭酸や水などに酸化分解した後，よく水洗するという方法を行うことがある．なお，これらの酸化剤

は皮膚や目には危険な化合物で，また，廃液の処理にも配慮しなければならないので，学生実習では用いない方がよい．

iv）洗剤の使用

洗剤には，中性，酸性，アルカリ性（塩基性）の分類がある．実習では中性洗剤を用いるのが安全である．

クレンザーとよばれる砂〔石英（これもケイ酸ポリマーである）〕や，人造のセラミックス（酸化アルミニウム）パウダー（これは石英よりも硬い）を混ぜたものがある．これらの砂はガラスよりも硬く，ガラスに傷がつきやすいので，学生実習では原則として用いない．

アルカリ性洗剤には，次亜塩素酸塩が含まれているものがある．除菌・漂白作用がある洗剤である．これに酸性の洗剤，あるいは酢酸・硫酸などの酸性溶液を混合すると，塩素ガスが発生する．塩素ガスは有毒ガスであり，肺機能を損ない，高濃度では死にいたる．きわめて危険なので，次亜塩素酸系の洗剤を使用するときは，洗浄中はもちろん，作業終了後の洗剤が含まれる液を廃棄するまで，酸の混入に注意しなければならない．

v）洗浄用ブラシの使用

口径や容器の深さにあったブラシを用いるが，試験管など細長いガラス器具を洗うときは，その深さよりも長くブラシを持つと，底をブラシで突き割ることがあり，また，短かめに持っても，ブラシを持った手の爪で，試験管の口を割ることがあるので注意する．

vi）超音波洗浄器による洗浄

超音波洗浄器は，超音波によって，器具に付着した"汚れの分子"を激しく振動することにより器壁から汚れがひきはがされることを利用して洗浄するものである．洗剤の薄い溶液を洗浄器に，ガラス器具の中に空気を残さないように沈めて（超音波は液体がないと伝わらない）から，超音波をかける．最後に水洗する．超音波によって，水を強制的に振動させるため発熱がある．超音波は，出力が強いと細胞を破壊する力があるので，人体，特に目に超音波が当たらないように注意する．

3・3 ガラス器具の乾燥
3・3・1 加熱乾燥と風乾

ガラス器具を高温で加熱乾燥すると，軟化点以下の温度でも，容器の形状が変化

することがある．ビュレット，ホールピペット，メスシリンダー，メスフラスコなど容量を厳密に量る器具（標線のついた器具）は，室温で風乾することが望ましい．加熱する場合も，通常 60～80 ℃ の加熱乾燥までにとどめる．ただし，微生物の培地をつくるための培地用ピペットなどは，加熱滅菌する必要があるので，この限りではない．

無水反応を行う反応容器など，十分に乾燥が必要な場合は，加熱乾燥器を用いて 115 ℃ 程度で加熱乾燥を行う．

3・3・2 共 洗 い

実験に使用する器具は，よく洗浄され，乾燥されているものを用いる．しかし，水溶液を移し取る場合，溶質の濃度が多少変化しても差し支えない場合は，ガラス器具をよく洗浄し，精製水（イオンを含まない純度の高い水）で洗った後に，直ちに使用してよい．また，乾燥が不十分な器具を使わなければならない場合，これから使用する溶液を少量用いて，器具の内部を 2～3 回洗う（これを共洗いという）ことにより，その器具を直ちに使用することができる．

3・4 ガラス細工

薄層クロマトグラフィー（TLC）などで使用する毛管（キャピラリー）や，ゼオライト（沸石）などは自作する実習もあると思われるので，ガラス細工の操作と注意点について簡単に記す．

ガラス細工には，軟質ガラス（ソーダガラス）がよく用いられる．ガラスを加熱すると軟らかくなり，やがて液体のように流動性をもつようになる．しかし，軟化してから溶解するまでに，温度に幅がある．そのため，融点とはよばずに軟化点（ガラス転移点）とよぶ．軟質ガラスは，およそ 700～1000 ℃ で軟化するので，ガスバーナーの炎（都市ガス）を利用して，容易に加工することができる．東京ガス供給の都市ガス 13 A（13 Mcal/m^3）はおもに天然ガス（メタン，エタンなど）からなり，燃焼温度 1700～1900 ℃ が得られる．

3・4・1 ガラス管の切断

ガラスに傷があると，その傷が広がる方向の力（引張力）がかかったときに，速やかに割れる．引っ張る力に弱いというガラスの性質を利用して，ガラス管やガラ

ス棒を切断することができる．

　実験台に 60 cm ガラス管を置き，端から切断する箇所を決めて，そこに平やすりの角をガラス管に対して 45 度くらいの角度で当て，利き手でやすりを押し，同時に反対の手でガラス管を手前に回転するようにして円筒の表面に長さ 2〜5 mm 程度の深い傷をつける．ゴシゴシと往復させない（図 3・2）．

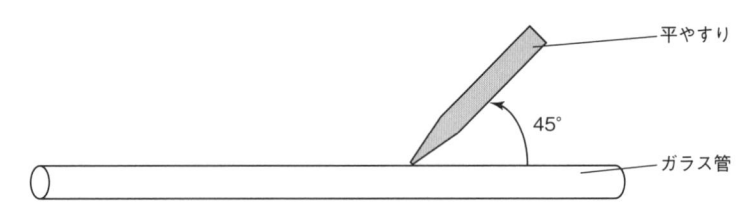

図 3・2　ガラス管へのやすりの当て方

　自分の周囲に人がいないことを確かめてから，やすりの傷を自分の向こう側にしておき，傷の左右，数ミリメートル離れた位置を両手の人さし指でガラス管を巻くように当て，傷の裏側の位置の左右に親指を押し当てるようにしてガラス管をしっかりつかむ．傷を左右に引き広げるようにして両ひじを左右に引きながら（張力をかけて），同時に傷の裏に添えた親指を前方に押し出して，切断する（傷を広げる）．この際，けがの不安を感じるときは軍手をする（図 3・3）．

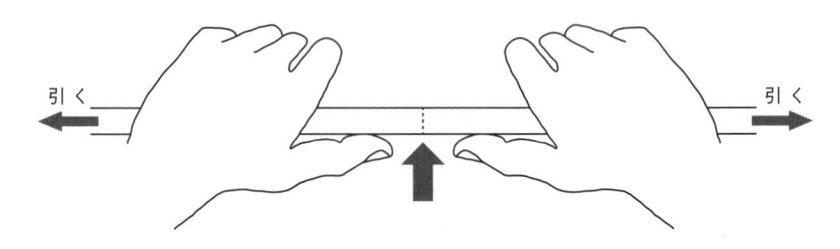

図 3・3　ガラス管の切断

　切断後に，ガラス管の切断面でけがをしないようにするには，切断面をバーナーで熱してほんの少し溶かして丸くするか，切断面をやすりで擦っておくとよい．
　容易にガラスが切断できない場合は無理をせず，やすり傷の末端に，赤く熱して溶けたガラスの小球をしっかり当てると，熱膨張によりガラスの傷が広がり（結果として引張力が傷にはたらく）そこで切れる．この方法を"当て切り"という．

3・4・2 ガスバーナーの構造と扱い方

ガスバーナーでは都市ガスをガス管から取込み，空気と混合燃焼させると300〜1600 ℃ の炎が得られる．図3・4は，Finkener バーナーとよばれる．これを用いて軟質ガラス管を加熱して細工することができる．

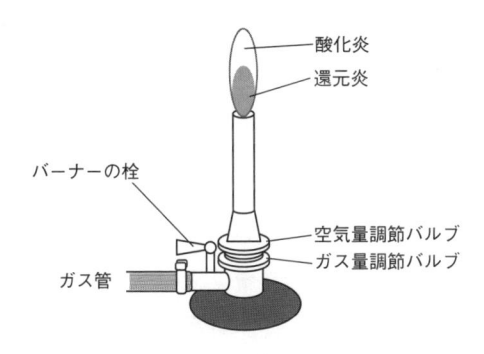

図3・4　Finkener バーナー

バーナーの下部には二つのバルブが上下にある．下のバルブがガス量調節バルブ，上のバルブが空気量調節バルブである．このバルブを調節することによって300〜1600 ℃ の炎を得ることができる．炎は酸化炎（1500〜1600 ℃）と還元炎（300〜600 ℃）からなる．

硬質ガラス，石英ガラスなど，軟化点の高いガラスの加工には，空気ではなく酸素を用い，専用のバーナーを用いる必要がある．

● ガスバーナーの使い方
① ガス栓を開ける前に，バーナーの栓とバルブが閉まっていることを確認する．
② バルブが固くて開かない場合もあるので，開閉できるか確認する．
③ ガス栓は元栓から順に，バーナーのガス量調節バルブへと開く．長期間使っていないときは，ガス管内にガスがないので，着火するまで時間がかかる．
④ マッチなどで火種をつけ，ガス量調節バルブを開き，バーナーの先の横に炎をおく．火種の炎が，出てくるガスに引き込まれてバーナーに着火できる．
⑤ 不完全燃焼の黄色の炎がついたら，適度な大きさになるようにガス量を調節する．
⑥ 空気量調節バルブを開いて，青色の炎にする．

3・5 その他の実験器具の取扱い

3・5・1 電気器具（一般）その他の器具

電気器具を使用するときに，一般的に注意しなければならないことは，次の2点である．

- 感電による事故．
- 電源を入れたときに直ちに，器具が作動することによる事故．

感電の防止には，何より使用する器具に異常がないか，使用する前に点検することが大切である．電源コードが切れそうな状態か，電源コードの接続部や，コードの一部が露出していないか，アースはとってあるか，自分の手が水で濡れてないかなどを確認する．

また，電源コンセントを入れる前に，電源を入れたときの急な作動による事故防止のために，その装置が作動しないように，作動スイッチがOFFであることを確認する．これらが守られていても，内部で漏電している場合があるので，絶対に濡れた手で触らないようにすることが大切である．

3・5・2 電気水浴

水浴の中に，エバポレート（減圧留去）すべき溶液や，水浴上で加熱している反応液をこぼしてしまう事故が多い．また，長時間使用していると，水が蒸発して空だきになって起こる事故もある．また，感電する可能性があることに注意する．

3・5・3 マグネチックスターラー

特に危険を伴う装置でないが，雑な扱いのため，次に示すような事故が起こっている．

- スイッチがONの状態であるのに気づかず，反応容器にかくはん子を入れた途端，かくはん子が激しく踊って，反応フラスコを割り，反応液がこぼれ出てしまった．
- かくはん子を落とし入れたとき，フラスコの底を割って，水浴内に反応液が流れ出てしまった．

加熱を伴うかくはんの事故が多く，加熱は，装置内部のニクロム線で行うことが多いため，可燃性溶剤への引火の危険がある．

3・5・4 真空ポンプ

ポンプを停止するときは，圧力を常圧に戻してからスイッチを切る．この操作をしないと，オイル式のポンプでは，ポンプオイルが逆流する．圧力の解放をうまく行うには，三方コックなどを減圧系に入れて，減圧からの解放を行うとよい．ガラス製のT字管を適切な位置に入れて，その一つに，耐圧ゴム管でガスバーナーの筒を取除いたニードルバルブをつけて使用する方法もある．

真空ポンプには，オイル式のものと，ダイアフラム式のものがあるが，オイル式のものでは，塩素，あるいは塩化水素が発生する反応液の留去の際，ポンプ内に塩化水素が入ると，鉄のローターがさびて，突然回転しなくなることもある．KOH管などを接続して塩化水素をトラップすることで未然に防ぐことができる．また，低沸点の有機溶媒を留去する場合には，真空ポンプのオイルの中にこれらの有機溶剤が流れ込み，なかなか減圧度があがらないことがある．これを防止する目的で，低温トラップを使用することがあるが，低温やけどに注意する必要がある．

3・5・5 電 熱 器

TLC板に呈色試薬を噴霧（あるいは浸漬）し，電熱器で加熱することがある．加熱操作は，さまざまな有害物質が気化する恐れがあるので，ドラフト内で行わなければならない．また，呈色試薬に可燃性溶剤を使用していると，発火，あるいは引火することもあるので注意すべきである．ニクロム線が露出している場合に，感電しないように細心の注意を払う必要がある．

3・5・6 紫 外 線 灯

TLC板のUV（Ultra Violet）検出のために使用する紫外線灯は，275 nmの波長であり目に大きな影響を与えるので，必ず保護眼鏡をかけて使用すること．

3・5・7 遠 心 機

遠心機は，ローターにバランスよく試料を乗せることがとても重要である．重いローターが高速で回転するために，バランスが崩れると機器自体が動き，重大な事故をひき起こす（§4・8・2参照）．

4

生物系実験：動物実験安全ガイド

4・1 はじめに

　生物系の実習・実験では，丸ごとの実験動物のほか，動物やヒトから得られた生体試料，培養細胞などが用いられる．また，毒性のある薬品や操作に危険を伴う機器を実験に使用することもある．さらに，生物を取扱う際には，安全性の確保のみならず倫理上の配慮も重要である．本章では，実験者の身を守るために，生物系の実習・実験に先立ってしっかりと身につけておくべき基本的な知識・技能・態度について概説する．

4・2 実験動物

　実験・研究のために使用される動物を実験動物とよぶ．薬学領域において動物を実験に使用するということは，単に対象となる実験動物の生態や形態を観察・研究することではない．実験動物に人為的な負荷（投薬や外科的手術など）をかけると動物がどのように反応・変化するかを調べ，その結果得られたデータをヒトに外挿する（当てはめる）ことで科学の発展や人類の健康・福祉の増進などに寄与するということである．

4・2・1 モデル生物としての実験動物

　生物科学の研究では，その研究目的や研究室の環境条件（規模や設備など）に合わせて，いろいろな生物が材料として選択される．たとえば，小さなものでは微生物である大腸菌や酵母，昆虫ではショウジョウバエ，両生類のカエルの卵や棘皮動物のウニの卵などが遺伝や発生の基礎的研究に用いられてきた．さらに，材料となる生物に人為的にさまざまな操作が加えられ，より均一な性質や特徴をもった生物が研究材料としてつくり出されてきた．これら研究者の手によりつくり出された生物を"**モデル生物**"とよぶ．生物系の実習・実験で繁用される"ねずみ"もモデル生物の一つである．このモデル生物を研究材料として使用するメリットは，"だれ

でも，いつでも，どこででも"実験研究の条件を等しくすれば，"同じ結果（再現性と精度）"が得られるということにある．

4・2・2 実験動物の種類

わが国で実験を目的に飼育されている動物の約96％はマウス（ハツカネズミ）とラット（ドブネズミ）であり，ハムスターやスナネズミなどを含めると約99％がげっ歯類である[1]．必要に応じて，ウサギ，ネコ，イヌ，ブタ，家禽類，両生類なども用いられるが，数のうえではごく一部と言わざるをえない．これらの動物は，いわゆる一般の愛玩動物（ペット）とは区別されて取扱われる．また，実習や実験において適用される法律や指針の対象となる動物は，系統発生的に爬虫類以上の高等動物とされているが，たとえ対象外の両生類や魚類，昆虫類を取扱う際も，生物に対する愛護の精神と福祉の念をもって臨むべきであることは言うまでもない．

4・2・3 実験動物の分類

実験動物は一般に，モデル生物としてつくり出されてきた遺伝的な背景に基づいて"系統（strain）"として分類される（表4・1）．また，動物自身がもつ微生物学的な清浄度からも分類される（表4・2）．実験に際しては，それらを組合わせて動物を選定する．

表4・1 遺伝的背景による実験動物の分類

分類	遺伝的背景
1. 近交系	20世代以上にわたり近親交配させて維持した系で，遺伝的均一性が高い．
2. クローズドコロニー	5年以上一定集団内で繁殖維持している系で，ある程度の遺伝的均一性があり，大量生産が可能である．
3. 交雑群	異なる系統をかけ合わせた動物で，交配一代目の子（F_1）が最もよく用いられる．
4. ミュータント系	突然変異形質など，特定の遺伝形質をもつ動物で，近交系として維持される．
5. 遺伝子組換え動物	トランスジェニック動物やノックアウト動物など

a. ミュータント系 何らかの要因で特定の突然変異形質を得た個体の特性を固定した系統，および人為的な選択淘汰によって特定の遺伝形質を維持することができる系統のことで，病態モデル動物としての利用価値が高い．特定の突然変異遺伝子を保有しているものを近交系として，また既存の近交系に突然変異遺伝子

表 4・2　微生物学的清浄度による実験動物の分類

分　類	微生物学的清浄度
1. 無菌動物	検出可能なすべての微生物が存在しない動物
2. ノトバイオート	無菌動物に既知の微生物を定着させた動物
3. SPF動物	特定の微生物が存在しない動物
4. コンベンショナル動物	微生物学的な配慮をしないで飼育管理している動物

を導入した形で継代維持される．たとえば**ヌードマウス**は，突然変異により胸腺が欠損したためにT細胞が著しく減少し，免疫系の機能が低下している．特徴として体毛の欠如があるため，ヌードマウスと名づけられた．

b. 遺伝子組換え動物（DNA組換え動物）　遺伝子改変動物ともよばれる．哺乳類のモデル生物のうち，マウスは人間と遺伝的に近似しており，ラットなどと比較しても遺伝子操作が容易な動物種である．**トランスジェニックマウス**は，マウスの胚に外来の遺伝子（DNA）を導入・発現させて樹立した遺伝子組換え動物である．一方，マウスがもともともっている遺伝子を人工的に欠損（ノックアウト）させて樹立した系統は，**ノックアウトマウス**とよばれる．これらの遺伝子組換え動物は，遺伝子と生理機能や病態との関係を調べることができ，遺伝子解析の有力な手段となっている．しかし，管理区域外への逃走により改変遺伝子が拡散して自然界に深刻な影響を与える恐れがあるため，飼育や運搬時，実験・実習中には厳重な逃走防止策が必要である．

c. 実験動物の微生物学的清浄度　動物は一見健康に見えても，体内にはウイルスや細菌などの微生物が多数常在している．通常，このような微生物は健康な動物には影響を及ぼさない．しかし，実験による負荷などで免疫機能が低下したときなどには，疾病発症の原因となって実験を台無しにする可能性がある．実験動物としてよく用いられる小動物（マウス，ラット，モルモットおよびウサギ）に感染するおもな病原性微生物を表4・3に示した．

表4・3のA～Dは，実験動物中央研究所ICLASモニタリングセンターによる微生物のカテゴリーを示している．Aは動物からヒトに感染し，ヒトが発病する恐れのあるもの，Bは動物を致死させることができる高度病原性微生物で感染力も強いもの，Cは動物を致死させる力はないが発病の可能性があり生理的機能を変化させるもの，Dは健康なマウスやラットの体内に存在するが実験処置によっては病気を誘発する恐れがあるものを示している．

そこで，実験動物に対し表4・2に示すような病原性微生物の制御・管理（個体

内微生物の除去や感染防止など）を行い，無菌動物（germ-free animal），ノトバイオート（gnotobiote）や SPF 動物（specific pathogen-free animal）をつくり出し，研究目的に合わせて利用している．一方，微生物の制御・管理を行わない動物をコンベンショナル動物（conventional animal）という．

表 4・3　実験動物（マウス，ラット，モルモット，ウサギ）に感染するおもな病原性微生物

カテゴリー	性　質	病原性微生物の例
A	動物からヒトへ感染	サルモネラ菌[†1]，皮膚糸状菌[†1]，ハンタウイルス[†2]
B	動物を致死させる	センダイウイルス[†1]，マウス肝炎ウイルス[†2]，エクトロメリアウイルス[†2]，肺マイコプラズマ[†2]，ニューモシスチス・カリニ[†1]
C	動物を発病させる	ティザー菌[†1]，ネズミコリネ菌[†2]，気管支敗血症菌[†3]，肺炎球菌[†3]，腸粘膜肥厚症菌[†2]，唾液腺涙腺炎ウイルス[†2]
D	病気を誘発する	パスツレラ菌[†4]，緑膿菌[†1]，黄色ブドウ球菌[†1]

[†1] 4種すべてに感染症がみられる．
[†2] マウスとラット（両者か一方）に感染症がみられる．
[†3] ラットおよびモルモットとウサギ（両者か一方）に感染症がみられる．
[†4] モルモットとウサギ（両者か一方）に感染症がみられる．

4・3　動物実験における倫理：実験動物の福祉と 3R

　実験に供される動物は，多くの場合その生命を犠牲にしてわれわれに貴重なデータを提供してくれている．そこで近年，わが国でも欧米に近いレベルで"動物の愛護及び管理に関する法律"が施行され，実験動物の福祉や動物実験の倫理性が社会的に重要視されるようになった．

　動物実験立案の倫理的基盤としては，英国の科学者ラッセルとバーチ[2]が提唱した"3R（Replacement, Reduction, Refinement）の精神"が国際的に認められている（表 4・4）．

　Replacement（代替法の検討）とは，実験計画の段階で，動物実験以外の方法

表 4・4　動物実験に関する 3R の精神

Replacement（代替法の検討）	実験を計画する段階で動物実験に代わる方法を検討する．
Reduction（使用数の削減）	使用する動物数の最小化に努める．
Refinement（苦痛の軽減）	動物が受ける苦痛を軽減する．

(たとえば，細胞や組織を用いて行う in vitro の実験)，意識・感覚のない低位の動物種を用いた実験に置き換えることを検討することである．

Reduction(使用数の削減)とは，実験の再現性や統計学的信頼性を考慮しながら動物実験の実施計画を十分に練り，実験に供する動物数の削減に努めることである．

Refinement（苦痛の軽減）とは，実験において動物が受ける苦痛を少しでも軽減させる検討をすることである．動物実験においては，得られる研究成果より動物の苦痛の軽減が人道的・倫理的に優先されるべきである．苦痛の軽減のためには，実験動物の特性や手技に関して十分な文献調査を行い，個々の動物の取扱いや実験手技の技術の向上も求められる．麻酔薬や鎮痛薬の使用を検討するとともに，安楽死の措置や飼育環境改善なども考慮する．苦痛の程度については，北米の科学者の集まりである SCAW（Scientists Center for Animal Welfare）が作製した苦痛分類（表4・5）がよく用いられている[3]．しかし，動物実験に関する各国の考え方の違いから，いまだ国際的に統一した分類表はつくられておらず，わが国においても大学や研究機関で SCAW の苦痛分類を参考に独自に判断しているのが現状である．一般にカテゴリーCとDに該当する実験については，各研究機関の動物実験委員会の審査において，動物に与える苦痛の軽減化が求められる．カテゴリーEに該当する実験は，結果的に死が想定される実験であることから，そのままでの実験が禁止されているが，死にいたる前に安楽死処置を施すなどの人道的配慮を加えることにより実験が承認されることがある．

表4・5 SCAWによる苦痛カテゴリー

カテゴリー	実 験 例
A	生物個体を用いない実験，あるいは植物，細菌，原虫または無脊椎動物を用いた実験
B	脊椎動物を用いた実験で，動物に対してほとんど，あるいはまったく不快感を与えないと思われる実験
C	脊椎動物を用いた実験で，動物に対して軽微なストレスあるいは痛み（短時間持続する痛み）を伴う実験
D	脊椎動物を用いた実験で，避けることのできない重度のストレスや痛みを伴う実験
E	麻酔をしていない意識のある脊椎動物を用いて，動物が耐えることのできる最大の痛み，あるいはそれ以上の痛みを与えるような実験

なお，まだ一般的ではないが，Responsibility（責任）または Review（審査）を加えて四つのRという概念も提唱されている．

4・4 動物飼育施設

実験動物は，人為的に管理された動物飼育施設で一生を過ごすことになる．施設では，動物種ごとに配慮された人工飼料を用いた給餌と給水が行われる．また，それぞれの動物の特性に合わせた適切な環境下で飼育しなければならない[4]．ここでの環境とは，動物に対しては種ごとの最適な室温，湿度，換気回数，照明（明暗や照度），飼育ケージの材質とサイズの設定であり，人や自然環境に対しては逃走，遺伝子の拡散，臭気や感染，動物からのかみ傷などの防止，さらには適切な死体処理などが含まれる．

SPFとコンベンショナルという概念は，動物に対してだけでなく飼育施設に対しても用いられる．SPF飼育施設とは，微生物学的に清浄に管理されたバリア方式の飼育施設である．一方，微生物の制御・管理に特別な配慮をしていない施設は，コンベンショナル飼育施設とよばれる．施設内の限られたスペースをSPFとコンベンショナルに分けて使用する場合には，特にSPF区域での利用者の使用ルールとマナーの厳守が求められる．

SPF飼育室は，ヘパ（HEPA）フィルター（High Efficiency Particulate Air Filter）を通した清浄な空気が常時供給され，飼育室内は室外より陽圧になっている．前室には，飼育室との圧差を目視で確認できる差圧計や微圧差ダンパーを設置し，空調の管理を行わなければならない．入室者は，滅菌手袋，清浄な防じん衣に着替え，入室前にエアーシャワーによって付着物を除去する．動物や器具は，インターロック構造（片方のドアが開いているときは他方は開かない）のパスボックスやパスルームを通して搬入される．その際，殺菌灯を直視しないように扉の解放と同時に殺菌灯が消灯していることを確認してから利用する．飼育室で使用されるケージ類は，洗浄後に大型のオートクレーブで滅菌処理してから飼育室に搬入される．

4・5 動物実験に伴う事故とその防止策

ここでは，大学における実習・実験で用いられることの多いマウス，ラット，ウサギの特性や取扱い方を簡単に説明するとともに，動物実験に伴って起こりうる事故とその防止策を紹介する．

4・5・1 マウスとラットからのかみ傷

マウスもラットも飼育の歴史は古く，数百年前にアジアとヨーロッパでそれぞれ

独自に愛玩用マウスの飼育が始まった．実験動物としても，約一世紀の歴史がある．両種はヒトと同じ哺乳類に属し，多くの系統，変異体が確立されている．飼育スペースが小さくてすみ，多産で世代交代が早いことなどから，最も多く実験動物として使用されている．

マウスとラットの違い

マウスとラットは，体の大きさの違いこそあれ，外見はよく似ている．しかし，実際に飼育してみると両者には大きな性格の違いがある．マウスでは，系統により差があるものの，成熟した雄どうしは激しくファイティング（闘争）し，臀部のかみ傷でケージ内の床敷などが鮮血で汚れてしまうことも珍しくない．一方，ラットにはそのようなファイティング行動はみられない．飼育環境についても，マウスは乾燥に比較的強いが，ラットは弱いという違いがある．これは，マウスの先祖が乾燥した穀物倉庫などを住みかにしていたのに対し，ラットは水気の多い排水溝などを好んで住みかにしていたという生活域の違いが現れているものと思われる．

マウスとラットのどちらの場合も，処置などを行うために無理に押さえつけようと，鼻先に手や指を不用意にもっていくと鋭い歯でかまれる．げっ歯類の歯は生きている間伸び続けるため，常に物をかじり削っていなければならない．上下2本ずつある切歯は外側が固く，内側が柔らかい．常に上下をかみ合わせていることで削れ，先端がのみのように鋭くなっている（図4・1）．油断するとベテランでもかまれることがあるが，普段からマウスやラットをハンドリングする（手に取り人間になじませる）ことで，動物と人間が互いに慣れて扱いやすくなる．施設で飼育されている動物は清浄な動物なので，かみ傷でのヒトへの感染症の可能性は少ないが，かまれた

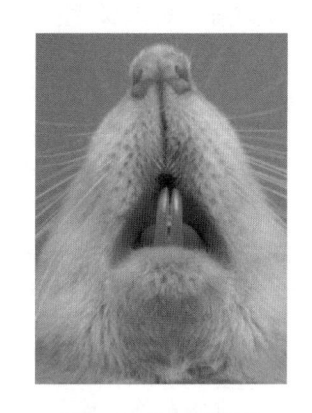

図4・1　ラットの切歯

際には速やかに状況を指導者へ報告し，出血部位を絞り出すようにして流水で洗った後に消毒薬で処置する．

4・5・2　ウサギの爪による擦過傷

ウサギは臆病な草食動物なので，人間に自ら危害を加えるようなことはない．し

かし，自然界での進化の過程で，肉食獣や猛禽類から身を守るための非常に瞬発力のある後肢と，地を蹴るための鋭い爪を獲得している（図4・2）．実験のための処置を行う際は，後肢に手など添えないようにし，できるだけ動物を体から離した状態で固定器具などへ追い込み，しっかり固定しなければならない（図4・3）．この状態で耳の静脈への薬物投与などをすれば，蹴られて実験者に危害が加わることはない．ウサギの爪による擦過傷は大きな傷害とはならないが，痛みとともに傷跡が残る．速やかに消毒などの処置をする．

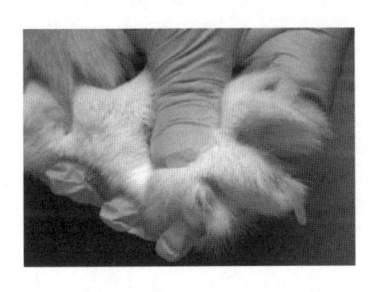

図4・2　ウサギの爪

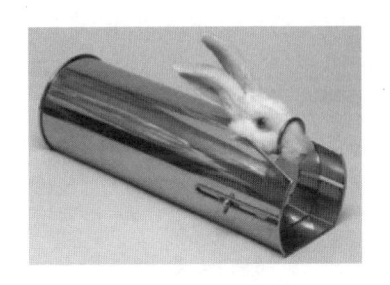

図4・3　ウサギ固定器

4・5・3　飼育施設の設備による事故

実験動物の飼育施設では，小動物の逃走防止のために，各飼育室や処置室などの入り口に"ねずみ返し"を設置することが義務づけられている（図4・4）．動物の特性を考慮し，高さは45 cmあり，扉幅いっぱいに設置されているため，ケージ類を抱えて入退室する際は十分に高さの確認をして足を踏み出さなければならない．注意を怠ると，つまずいて動物の入ったケージを落下させてしまうだけでなく，思わぬけがをすることにもなりかねない．

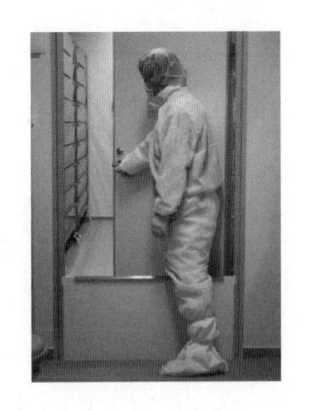

図4・4　ねずみ返し

4・5・4　実験者が原因となる事故

ケージ運搬時の取落としのほか，動物を固定器などで拘束する場合に加減がわからずに締めすぎたり，逆に拘束が緩くて逃走させてしまうことなどが考えられる．

また，日常の飼育中に自動給水装置の給水ノズルからの漏水で飼育ケージの床敷が濡れて体温の低下をまねくと，処置中のマウスなどは簡単に死にいたってしまう

ことがある．逆に，給水ノズルから水が出ずに絶水状態となり，立毛，体重の減少，元気のなさなどで気がつくこともある．これらの事例については，日常繰返される細やかな点検が事故防止に重要となる．ねずみ類の夜間の逃走も，使用したケージのふたのズレに配慮するなど，日常管理を怠らないようにすることで防げる事故である．

　SPF区域内への施設利用者の受入れには，常に大きな危険が伴っている．利用者がもつ常在菌は，衣服だけでなく皮膚や体の深部にまで及んでいるが，立ち入る利用者を滅菌し内部まで消毒することは不可能である．履物や着衣を交換するほか，コンベンショナル区域からSPF区域への移動の遮断など，動線が交わらないように管理しなければならない．また，自宅でげっ歯類をペットとして飼育している利用者の入室を許可しないことも重要である．利用者のちょっとした不注意が自分自身の実験を無駄にしてしまうばかりでなく，ほかの利用者の実験にまで迷惑をかけることにもなりかねない．施設利用のマニュアルを整備し，その順守を徹底することで，感染事故を未然に防がねばならない．

4・6　代表的な薬物投与法

　マウスやラットへの薬物投与は，慣れるまでは経験者に介助してもらい，確実に処置が出来るまでは複数の人員で実験に臨むようにするとよい．投与目的の部位にきちんと薬物が到達していないと，実験そのものが成立しないばかりか，動物に無駄な苦痛を与えることにもなる．また，正しい手技を覚えることはかみ傷や擦過傷の一番の防止策になる．ここでは，実習・実験で用いられることの多い3種類の投与方法の要点を説明する．

4・6・1　皮下投与（図4・5）

① 投与部位としては，頸背部の皮下がよく用いられる．投与部位周辺の皮膚をアルコール綿で消毒した後，尾を引きながら，親指と人さし指で頸背部皮膚をつまむ．

② 親指と人さし指とでつまんだ頸背部皮膚を動物の体から引き離すように持ち上げ，頭側から見て三角形のテントが張られたような状態にする．この三角形に皮膚が張られた部分に，頭側から体軸に沿って注射針を挿入する．

③ 針先を指の間に誘導し，指先に針を感じたら，針先がつまんでいる指の間を

通り過ぎたところで薬液を注入する．
④ 注入後は静かに注射針を抜き，刺入部位を数秒間指でつまんでおくことにより注入液の漏出を防げる．

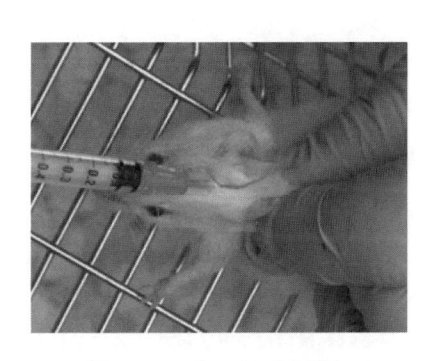

図4・5 マウスへの皮下投与

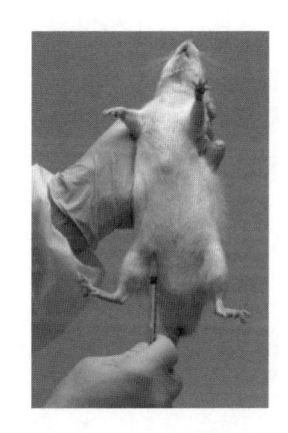

図4・6 ラットへの腹腔内投与

4・6・2 腹腔内投与（図4・6）

① 手で頸背部から腰背部にかけての皮膚および尾部を拘束する．
② 下腹部の正中線から左右どちらかにはずれた部分を投与部位として選び，その周辺の皮膚をアルコール綿で消毒する．
③ 当該部皮下に注射針を刺入し，そのまま皮膚に対してあまり角度をつけずに針先を 5 mm ぐらい皮下で前進させる．
④ ついで，注射針を約 45°に立てて腹筋に刺入し（腹筋を貫通するときにプツッという感触がある），腹腔内に挿入する．
⑤ 薬液を注入する前に一度，注射筒のプランジャー（押子）を引き，針の先端が腸管などに入ってないか確認する．
⑥ 静かに注入を開始すると，腹腔内に入っていればほとんど抵抗感なく注入できるはずである．一度皮下に刺入したうえで腹腔内に挿入する方法をとるのは，注入液の漏出を防ぐためと不用意に内臓を傷つけるのを防ぐためである．また，上腹部を避けて投与するのは，誤って肝臓へ刺入しないようにとの配慮からである．腹腔内に刺激物や細菌汚染物質が入ると容易に腹膜炎などが起こるので，注入液の調製には注意が必要である．

4・6・3 経口投与

経口投与（図4・7）には，通常の注射針の代わりに経口投与用のゾンデ（図4・8）を用いる．あらかじめ胃（剣状軟骨のやや下方）から口までの長さをゾンデの先端より計って，目印をつけておくとよい．

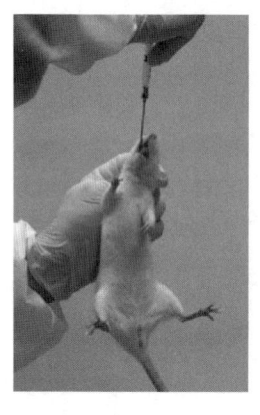

図4・7 ラットへの経口投与

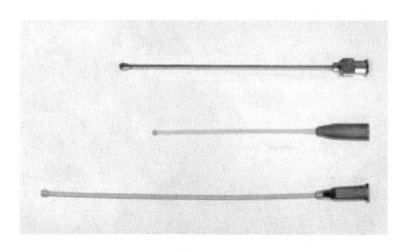

図4・8 経口投与用ゾンデ　ステンレス製のゾンデ（上）とマウス用（中央）とラット用（下）のテフロン製の使い捨てゾンデ．

① 片手で頸背部をつかんで動物を持ち上げ，頸部から背部にかけてほぼ一直線になるように保定する．
② ゾンデを装着した注射筒を片手に持ち，ゾンデの先端をやや下向きにして口腔内に入れ，上口蓋をすべらせて喉頭部まで挿入する．
③ 喉頭蓋にゾンデが達するとつかえるので，注射筒が体軸と平行になるまでゆっくりと弧を描くように背の方向へ移動させて食道に入れる．
④ ゾンデが食道に入ると抵抗感がなくなるので，体軸に沿って静かに無理せずにさらに深くゾンデを挿入する．
⑤ ゾンデの先端が胃に達して進まなくなったら，先端をやや戻し気味にして静かに注入を開始する．ほとんど抵抗なく注入できるはずなので，注入時に抵抗を感じたならば直ちに中止し，再度ゾンデの挿入からやり直す．
⑥ 注入が終わったら，挿入時と同様にゆっくりとゾンデを抜き取る．

4・7　消毒と滅菌

生体には細菌やウイルスなどの病原微生物に対する抵抗力がある程度備わっているが，感染症が発生しない水準に病原微生物を抑止する必要がある．特に，生まれ

つき免疫能力が低いミュータントマウスや実験処置による負荷などで免疫機能が低下している動物は，病原微生物にさらされると容易に感染症を発症してしまう．また，研究目的で感染動物を扱うような場合には，汚染を防ぐ目的で適切な消毒が必要である．実習・実験において動物や実験者自身を感染源から守るために，消毒と滅菌について適切な方法と正確な知識を習得しなければならない．

4・7・1 消毒と滅菌の違い

"消毒"とは，対象とする病原微生物を選択的に殺すこと，または病原微生物の能力を減退させて病原性をなくすことであり，すべての微生物を殺すことではない．感染症の伝播を防止するために行う処置であり，焼却・煮沸・日光・紫外線・蒸気・薬剤などを用いて行う．一方"滅菌"とは，すべての病原微生物を死滅させて除去することをいう．すなわち無菌状態にすることである．しかし，完全な無菌状態にすることは現実的には無理があるので，国際的には無菌性保証水準（SAL: sterility assurance level）[5]により"微生物の生存確率100万分の1以下"と定義され，日本薬局方の一般試験法でも採用されている．

関連用語として，"殺菌"とは対象物に付着している微生物を死滅させることで，病原性のあるなしを問わず，殺す対象や程度を含まない概念の用語である．また，"静菌"とは微生物を直接殺さずに増殖を抑えることであり，その結果として食品などの腐敗を防ぐことを"防腐"という．微生物を単に取除くだけの場合には，"除菌"という．

4・7・2 消毒法の基本

実験や実習における消毒は，感染経路を直接断つことでヒトや動物への感染を防ぐことにある．消毒に望まれる条件としては，人体や動物に対する害が少なく，短時間で病原体を死滅させ，その効果が持続性で，臭気がなく，対象物を破損せず，安価であることなどが考えられる．一般に，薬物を用いて消毒する場合は濃度や温度が高いほど効果が強く，作用時間が長いほど多くの病原体を死滅させることができる．しかし，消毒薬の濃度や温度が高すぎたりすると，器具を変質させたり消毒薬本来の殺菌効果を発揮できなくなる場合もある．また，血液や尿，タンパク質や脂肪などの有機物で汚染されると，これらが微生物を保護するために殺菌効果が減弱する．消毒薬を使用する場合には，適用対象や病原微生物の種類などによって消毒薬とその使用方法を選択する必要がある．消毒薬の種類と特性・適用範囲，毒

性などについては成書（治療薬マニュアルなど）を参照のこと．

手指の消毒は，表4・6のような方法で行われる．近年はブラシによる皮膚損傷を避けるために，スクラブ法で短時間もみ洗いを行った後，速乾性擦式消毒薬を使用する施設が多くなってきている．なお，場面に応じて滅菌したマスク，帽子，予防衣，手袋なども着用して感染を防がなければならない．

表4・6 手指の消毒方法

消毒法	消毒薬	方　　法
洗浄法 （スクラブ法）	消毒用石けんなど	消毒薬を手に取り30秒以上泡立てる．流水で洗い，ペーパータオルでふき取る．
擦式法 （ラビング法）	速乾性擦式消毒薬	消毒薬を手に取り30秒以上擦り込み，よく乾かす．
清しき法 （ワイピング法）	アルコール含有綿	綿布で手をふき取る．

4・7・3　滅菌法の基本

滅菌法は，① 加熱滅菌法，② 濾過滅菌法，③ 照射滅菌法，④ ガス滅菌法に大別される（表4・7）．動物施設内で使用されるケージ類は耐熱性なので，洗浄後に大型のオートクレーブで滅菌する．研究室で用いられる小型のオートクレーブ（図4・9）を操作する際の注意点は，§4・8・2を参照のこと．飼料は照射滅菌されたものを購入して動物に与える．通常の給水には塩素消毒された浄水が用いられるが，塩素臭や発癌物質のトリハロメタンの生成が懸念される場合には，オートクレーブあるいはオゾンと紫外線により処理された清浄な水が供給される．オゾンが残留していると配管を痛めるので，オゾンを分解してから供給される．また，病原微生物に汚染された飼育器具，資材，廃棄物などは，滅菌した後に洗浄または廃棄される．毒性

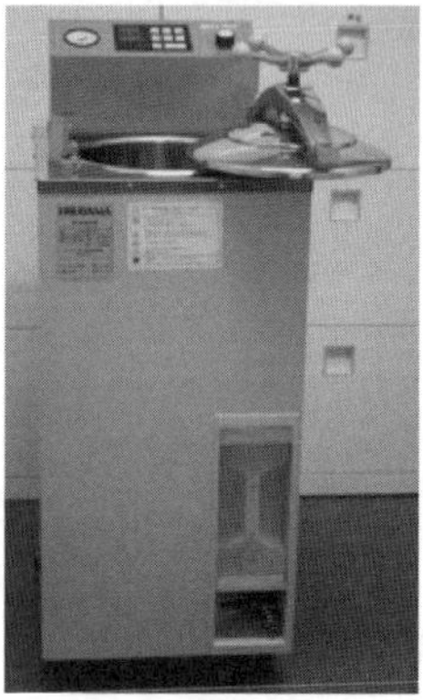

図4・9　小型オートクレーブ

のあるガスを用いるガス滅菌では，滅菌機器からの適切な排気と換気，工程終了後十分に放置し，毒性や発癌性ガスの残留してない資材を使用しなければならない．安全性の面から法的規制のないオゾンガスを用いた滅菌・殺菌装置も設置されるよ

うになってきている．オゾンガスは，湿熱や乾熱で滅菌できない紙類や筆記用具，パソコンなどの精密機器類も滅菌できる．

表4・7 滅菌法の分類

滅菌法	分 類	方 法
加熱法	火炎滅菌	ガスバーナーの火炎で焼却する．
	乾熱滅菌	オーブンを用いて160～170℃で2～4時間，180～200℃で0.5～1時間加熱する．
	高圧蒸気滅菌	オートクレーブを用い，約2気圧の飽和蒸気圧下，121℃で15～20分間処置する．
沪過法	フィルター滅菌	液体は，細菌を通さない孔径である0.22または0.45μmのメンブレンフィルターで沪過する．SPF飼育室や手術室などは，HEPAフィルターを通した清浄な空気を供給する．孔径より小さなマイコプラズマやウイルスには無効である．
照射法	紫外線滅菌	殺菌灯により紫外線（260～280 nm）を照射する．照射面には有効だが内部には無効．
	γ線滅菌	^{60}Co，^{137}Csなどの密封放射性同位元素から発するγ線を用いる．透過性が強いので包装の内部の滅菌も可能．
ガス法	エチレンオキシドガス滅菌	アルキル化作用により低温で滅菌できる．猛毒で発癌性がある．引火性が強く，爆発の危険性が高いので，水素やアセチレンと同様に慎重な取扱いが必要である．
	ホルムアルデヒドガス滅菌	汚染した建物の滅菌（ホルマリンくん蒸）などに用いられる．発癌性があり，毒物及び劇物取締法の劇物である．ホルムアルデヒドは，シックハウス症候群の原因物質の一つとしても知られている．
	オゾンガス滅菌	残留毒性がなく法的規制もない．漂白作用で紙製品の色を変化させ，ウレタン，ゴム製品を劣化させる．

消毒薬による事故の防止

　消毒薬のなかには，アナフィラキシー，接触皮膚炎，手あれ，中枢神経障害，発癌性などのために，毒物または劇物として法的に規制されているものがある．消毒薬を使用する際は，取扱い説明書などを参考に，危険性や毒性を十分理解して取扱わなければならない．次亜塩素酸ナトリウムと酸性の洗浄・漂白剤とを混合すると，有毒な塩素ガスが発生し，動物はもとよりヒトの生命をも危険にさらすので絶対に混ぜてはいけない．また，化学的に不安定な消毒薬もあるので，熱や直射日光を避けるなど，指定された保管方法を守ること．たとえば，次亜塩素酸ナトリウムは冷所保存（20℃以下）が必要である．消毒用エタノールなどアルコール濃度が60％以上の消毒薬は消防法による第四類危険物であるので，指定数量（400 Lを超えない）などの法規則を守り，火気に注意して保管しなければならない．

4・8 薬品と機器の取扱い

ここでは，生物系・生物化学系の実習・実験で用いられる代表的な薬品と機器のうち，安全な取扱いについて特に注意すべきものについて概説する．

4・8・1 薬　品

a. アクリルアミド（acrylamide, C_3H_5NO）　重合反応により生成する高分子のポリアクリルアミド（polyacrylamide）がゲル電気泳動の担体として汎用されている．アクリルアミドは神経や肝臓に対する毒性や発癌性があるため，毒物及び劇物取締法の劇物に指定されている．また，化学物質排出把握管理促進法（PRTR法）では第一種指定化学物質となっている．皮膚からも吸収されるので，手袋などを着用して取扱う．重合後のポリアクリルアミドには毒性はないとされているが，製造したポリアクリルアミドゲルの中には未重合のアクリルアミドが残存している可能性があるので，重合後もアクリルアミドと同様の注意が必要である．

b. クロロホルム（chloroform, $CHCl_3$）　天然物の抽出溶媒や薄層クロマトグラフィーの展開液などに利用されている．比重が1.48で水より大きいため，水－クロロホルムの二液相分配では，有機層は水層の下に位置する．沸点が61.2℃で比較的蒸発しやすく，気体を吸入すると麻酔作用が現れるため，吸入麻酔薬として用いられていた時代もあった．しかし，呼吸器，肝臓，腎臓などに対する毒性があり，発癌性も疑われるため，医療用には使用されない．毒物及び劇物取締法では劇物，労働安全衛生法では第一種有機溶剤，PRTR法では第一種指定化学物質に指定されている．身体への暴露を避けるために，ドラフト内で取扱うことが望ましい．

c. ジエチルエーテル（diethyl ether, $C_2H_5OC_2H_5$）　天然物の抽出溶媒として用いられ，労働安全衛生法では第二種有機溶剤に指定されている．比重が0.7で水より小さいため，水－ジエチルエーテルの二液相分配では，有機層は水層の上に位置する．沸点が35℃と低く，蒸発しやすい．液体,気体ともに引火性が非常に強く，消防法では第四類危険物の特殊引火物である．また，大気中の酸素や直射日光により酸化されて生成する過酸化物には爆発性がある．冷所保管のために冷蔵庫を使用する場合には，防爆仕様であることが求められる．気体には麻酔作用があり，実験動物用の麻酔薬として汎用されることもあったが，刺激性が強く，麻酔薬としては用いられなくなっている．気体発生の可能性があるときは，ドラフト内で扱う．

d. アジ化ナトリウム（sodium azide, NaN_3）　ヘム鉄に対して不可逆的な結合を形成するので，ヘム鉄をもった酵素の阻害剤となる．タンパク質溶液の防腐剤

として添加されるが，経口毒性があり，1999年に毒物及び劇物取締法で毒物に指定された．PRTR法では第一種指定化学物質である．細胞の呼吸を阻害するはたらきがあるため，酸と反応して生成するアジ化水素を吸引することや，アジ化ナトリウムそのものを経口摂取することは非常に危険である．多量の酸素を必要とする心臓と脳が最も深刻な被害を受ける．また，熱力学的に不安定な物質で急に加熱すると爆発の危険性がある．2010年にT大学で，大学院生が一人で実験していたところ，薬品を入れたガラス器具が爆発して手指を損失した．アジ化ナトリウムを金属製のヘラ（スパチュラ，スパーテル）で扱ったのが原因との情報がある．

e. フェノール (phenol, C_6H_5OH)　　常温で固体である．水への溶解度は20℃で8.66%であるが，温度を上げると65.3℃以上では自由に溶ける．一方，20℃でフェノールに水を少量ずつ加えると，水の割合が25%程度になった時点で混合物は二層に分かれる．下層は水で飽和したフェノール層で，上層はフェノールで飽和した水層である．これらのフェノール-水混合液は，クロマトグラフィーの展開溶媒や核酸の分離精製に用いられる．フェノールは，毒物及び劇物取締法により劇物に指定されている．PRTR法では第一種指定化学物質である．蒸気を吸入すると肺水腫を起こすことがあり，中枢神経系に影響して死にいたることもある．含水フェノール液は特に毒性および腐食性が強く，手袋および防護眼鏡の着用などの注意が必要である．廃棄する際には，処理業者などに危険性と有害性を十分告知のうえ，処理を委託する．

f. ドデシル硫酸ナトリウム (sodium dodecyl sulfate, SDS)　　硫酸のモノ長鎖アルキルエステルのナトリウム塩で，陰イオン性界面活性剤の一種である．細胞膜を可溶化するので，膜結合性タンパク質やDNAの分画に用いられる．また，ポリアクリルアミドゲル電気泳動（SDS-PAGE）では，SDSがタンパク質分子を変性させてミセルをつくるため，タンパク質分子はその大きさに比例した負電荷をもつようになる．その結果，陽極方向への移動度は分子量に比例する．可燃性であり，火災時に刺激性あるいは有毒なガスを放出する．水生生物に対して毒性があるため，環境中に放出しないように強く勧告されている．PRTR法では第一種指定化学物質である．反復または長期の皮膚への接触により，皮膚炎をひき起こすことがある．

g. エチレンジアミン四酢酸 (ethylenediaminetetraacetic acid, EDTA)　　多くの金属イオンと定量的なキレート錯体を形成するため，キレート滴定に広く使われている．特にカルシウム，銅，鉄（3価），コバルト（3価）とは強く結合する．

硬水中の Mg^{2+} や Ca^{2+} を捕集して軟水化する目的でシャンプーなどの化粧品に添加されることがある．鉛中毒の治療薬としても用いられる．生化学の分野では，金属を補欠因子とした酵素の不活性化剤として広く用いられる．EDTAは自然環境では，エチレンジアミン三酢酸を経てジケトピペラジンに分解される．これは微生物には分解できず，汚染物質として蓄積していくため，PRTR法の第一種指定化学物質として規制されている．

h. 臭化エチジウム（ethidium bromide, $C_{21}H_{20}BrN_3$）　核酸ゲル電気泳動時にDNAの検出に使われる蛍光色素である．二本鎖DNAの塩基の間に入り（インターカレーション），紫外線照射下で赤色の蛍光を発する．毒性があり，皮膚や粘膜に炎症を起こす．また，皮膚から吸収されやすく変異原性や発癌性があるので，手袋をするなど取扱いには十分な注意が必要である．

i. フェニルメチルスルホニルフルオリド（phenylmethylsulfonyl fluoride, PMSF）タンパク質抽出の際に用いられるセリンプロテアーゼ阻害剤である．神経に対する毒性があり，飲込んだり，皮膚から吸収されると死にいたる場合もある．

j. 水酸化ナトリウム　試薬の調製など広範囲に使用される．強アルカリ性，腐食性をもち，毒物及び劇物取締法で劇物に指定されている．タンパク質を分解する作用があり，付着したものを完全に除かない限り，組織の深部に徐々に浸透する恐れがある．飲込んだ場合，口内，食道，胃などの粘膜が侵されて死亡することがある．粉塵やミストを吸収すると気管，肺などに炎症を起こす．皮膚に触れた場合には局所を腐食し，腫れや発熱がみられる．目に入った場合には，角膜や粘膜が激しく侵され視力低下や失明につながることがある．低濃度の溶液でも，水分の蒸発により同様の症状を起こす場合があるので取扱いに注意が必要である．

k. 塩　酸（hydrochloric acid, HCl）　水酸化ナトリウムと同様に，緩衝液の作製や試薬の調製など広範囲に使用される．濃塩酸は毒性のある塩化水素ガスを発生するので，ドラフト内で取扱うこと．水で希釈する際は，発熱に注意する．腐食性がある．毒物及び劇物取締法で劇物に指定されている．飲込むと有害であり，ミストを吸収すると呼吸器に障害を及ぼし，アレルギー，喘息，呼吸困難を起こす恐れがある．重篤な皮膚の薬傷や目の損傷が報告されている．長期間あるいは反復暴露により，歯や呼吸器に障害を及ぼす場合がある．

l. 硫　酸（sulfuric acid, H_2SO_4）　塩酸と同様に試薬の調製に用いられるが，皮膚や粘膜に対する起炎性は塩酸より強く，組織の深部にまで浸透する．毒物及び劇物取締法で劇物に指定されている．加熱された硫酸から発生する蒸気は，肺に炎

症を起こすことがある．低濃度の蒸気でも長期間さらされると気管に慢性の障害が起こる．水で希釈すると塩酸より強く発熱する．濃硫酸に水を滴下すると水が沸騰して濃硫酸とともに飛び散ってくるので，希釈の際には必ず大量の水に濃硫酸を少しずつかき混ぜながら滴下すること．1958年尼崎市の中学校の理科の実験で，水の中に濃硫酸を混ぜて温度を計っているときに，急激な温度上昇により温度計が破裂して希硫酸が飛び散り，生徒4名がけがをした．

4・8・2 機 器

a. 電気泳動装置 電気泳動中は高電圧（DNA塩基配列の決定などにおいては1000 V以上）をかけるため，泳動槽のカバーを確実に装着し，絶対に電極付近に手をふれてはいけない．また，漏電を防ぐため，電極や電源部に水や緩衝液などをかけないように注意する．電気機器はアースをとり，濡れた手で電源などを操作しない．装置に異常があるときは，直ちにスイッチを切り，プラグをコンセントから抜く．感電事故が発生した場合は，速やかに電源を切る．感電した人の身体（手）を引き離す必要がある場合には，ゴム手袋を着用して皮膚どうしの接触を避ける．直ちに医師に連絡し，必要に応じて人工呼吸や心臓マッサージを行う．

b. 遠心分離機 遠心分離機に付属している適正なローターあるいはバケットを使用し，それぞれに許容されている最高回転数（最大遠心力）を確認し，それ以下で使用する．ローターおよびバケットの交換を要する場合には，回転軸に正しく取付け，正常に装着されていることを確認する．ローターにアンバランスが発生しないように，試料の重量を合わせ，ローターの対称的な位置にチューブやバケットを入れる．チューブ穴の多いローターでは，対称の位置を錯覚しやすいので，特に注意すること．運転を開始したら回転が一定になるまで機器のそばを離れない．回転中に異音がした場合は，停止操作を行い直ちに避難する．運転中は，ふたを開けたり，機器本体に衝撃を与えない．また，回転が完全に停止するまで，ローターや回転軸に触れない．無理に止めることは事故につながり，また，装置の故障原因をまねくことになる．高速冷却遠心機，超遠心機など，遠心力が高いものは特に注意が必要である．

c. オートクレーブ 溶液類を試薬瓶に入れて滅菌する場合は，必ず瓶のふたを緩めておくこと．使用前に，オートクレーブ内の水量を確認し，規定量以下の場合は水を補充し，ふたを確実に閉める．排気時に，高温の水蒸気を発生する危険性があるので，滅菌処理終了後は，内部圧力，温度が十分に下がるまで絶対にふ

たを開けてはいけない．滅菌したものは高温になっているので，取出す際には耐熱手袋などを着用して，やけどを避ける．

　動物施設などに設置されている大型のオートクレーブは，第一種圧力容器として法的な規制を受ける．1カ月ごとの定期自主点検と記録，1年ごとの性能検査受検などを適切に実施しなければならない．

　d. 紫外線発生装置　　殺菌灯やUVトランスイルミネーターは，有害な紫外線を放射するので，直視すると短時間で目のやけどなど重度の炎症を起こす恐れがある．目だけでなく，皮膚などにも紫外線が長時間当たることがないように気をつける．使用の際は，保護眼鏡（ゴーグルなど），紫外線防護カバー，紫外線防護マスク，手袋などを着用する．使用後は確実に電源を切り，二次的な事故が起こらないように注意を払う．

　e. 可視・紫外分光光度計　　紫外部の測定では石英セルを使う．手の表面から出るタンパク質が紫外線を吸収するため，石英セルの透明な面（光透過面）に触れないこと．また，紫外部光源（重水素ランプ）を直視しないこと．

　f. 液体クロマトグラフィー　　移動相として水や塩類の水溶液，アルコール類，アセトニトリル，ジクロロメタン，トリフルオロ酢酸，ヘキサン，酢酸エチル，クロロホルムなど各種の溶媒が使用される．一回の実験で比較的大量の有機溶媒を用いるので，これらに関する試薬取扱い上の一般的注意を守ること．特にクロロホルムなどの使用では室内の換気に注意する．大量の可燃性有機溶媒を使用する場合には，周囲の火気に特に留意すること．廃液の処理は指示に従って，ポリタンクなどに廃棄しなくてはならない．

　g. 電子レンジ　　安易に利用している家庭用器具であるが，外部からの熱によって加熱するのではなく，マイクロ波によって試料内部の水分子を振動させ加熱するので，取扱いには注意を要する．電気泳動用のゲル作製時に，アガロースを溶解する目的で電子レンジが頻繁に使用されるが，この際，試薬を入れた容器の栓を緩めておく必要がある．栓を密閉したままレンジにかけ，レンジごと爆発した例が多数存在する．

　h. 低温装置・液体窒素使用など

　超低温フリーザー（ディープフリーザー）：生物試料の保存には-80 ℃，-120 ℃などの超低温フリーザーを利用する．保存容器として軽量で耐久性の高いアルミ製ラックを使うことが多いが，金属部分に皮膚が触れると，痛みを感じることなしに皮膚がはがれたりすることがある．また，停電または冷凍機の故障

などの際に，貴重な試料の失活を避けるために，非常用補助電源装置などを用意することが望ましい．

ドライアイス（固体化した二酸化炭素）：昇華点は−79℃（1気圧）であるが，有機溶媒を用いることで寒剤をつくることができる．ドライアイスと四塩化炭素の混合液は−23℃，アセトニトリルでは−42℃，エタノールでは−72℃，アセトンでは−86℃近くまで温度を下げることができる．これらの有機溶媒を使ったドライアイス寒剤を利用する場合には，引火事故に気をつける．ドライアイスを扱う場合は，手で直接触れると凍傷を起こすので，革手袋などが必要である．

液体窒素：液体窒素は冷却剤として使用される液体（沸点−196℃）で，生体組織に付着すると容易に凍傷をひき起こし，また密閉空間で急激に気化させると酸素欠乏症に陥るので慎重な取扱いが必要である．液体窒素は口の細いデュワー瓶に入れ，手で直接触れないように気をつける．また，酸欠を防止するため，液体窒素は換気を十分に行ったうえで利用する．換気のわるい室内で大量の液体窒素をばらまいたことにより，1992年H大学で，気化した窒素により室内の酸素濃度が低下し，助手と大学院生が酸素欠乏症で死亡した例がある．酸欠事故が発生した場合，直ちに新鮮な空気の場所に運び出し，人工呼吸を行い，医師をよぶ．常温のもとで急激に気化し，容積で700倍の窒素ガスとなるので，保存容器は密閉しない．

引 用 文 献

1) 日本実験動物学会，実験動物ニュース **59**（2）（2010）．
2) Russell, W.M.S., Burch, R.L., "The Principle of Human Experimental Technique", p. 238, Methuen, London (1959).
3) 国立大学動物実験施設協議会，動物実験処置の苦痛分類に関する解説（2004）．
4) National Academy of Sciences, "Guide for the Care and Use of Laboratory Animals", 8th Ed., The National Academic Press, Washington, DC (2011).
5) ISO（International Organization for Standardization：国際標準化機構）のホームページ．

参 考 文 献

A. 動物実験を実施する際に順守すべき法規などの一覧
　1. 動物の愛護及び管理に関する法律（環境省）
　2. 実験動物の飼養及び保管並びに苦痛の軽減に関する基準（環境省）

3. 動物の殺処分方法に関する指針（環境省）
4. 感染症の予防及び感染症の患者に対する医療に関する法律（厚生労働省）
5. 遺伝子組換え生物等の使用等の規制による生物の多様性の確保に関する法律（文部科学省，厚生労働省，農林水産省，経済産業省，環境省）
6. 研究機関等における動物実験等の実施に関する基本指針（文部科学省）
7. 厚生労働省の所管する実施機関における動物実験等の実施に関する基本指針（厚生労働省）
8. 農林水産省の所管する研究機関等における動物実験等の実験実施に関する基本指針（農林水産省）
9. 動物実験の適正な実施に向けたガイドライン（日本学術会議）
10. 麻薬及び向精神薬取締法（厚生労働省）
11. 毒物及び劇物取締法（厚生労働省）
12. 特定化学物質等障害予防規則（厚生労働省）
13. 廃棄物の処理及び清掃に関する法律（環境省）
14. 有機溶剤中毒予防規則（厚生労働省）
15. 労働安全衛生法（厚生労働省）
16. 学校保健安全法（文部科学省）
17. 特定外来生物による生態系等に係る被害の防止に関する法律（環境省）

B. 動物実験の実施のための参考図書

1. "図解・実験動物技術集Ⅰ"，日本実験動物技術者協会編，アドスリー（1994）．
2. "実験動物の技術と応用 入門編"，日本実験動物協会編，アドスリー（2004）．
3. "アニマルマネジメントⅡ 管理者のための動物福祉実践マニュアル"，大和田一雄監修，アドスリー（2009）．
4. "実験動物の管理と使用に関する指針 第8版"，日本実験動物学会監訳，アドスリー（2011）．
5. "マウス実験の基礎知識"，小出 剛編，オーム社（2009）．
6. "マウス・ラット実験ノート"，中釜 斉，北田一博，庫本高志編，羊土社（2009）．

5

生物系実験：バイオセーフティーガイド

5・1 学生実習におけるバイオハザードとバイオセーフティー

　微生物関連の学生実習ではヒトに感染する微生物を取扱う．また，生化学や分子生物学などの学生実習では，蛍光タンパク質や薬剤耐性遺伝子などの外来の遺伝子を大腸菌などの微生物に導入する遺伝子組換え実験を行うことがある．本章ではこれらの微生物や遺伝子組換え生物を取扱うために必要な考え方，設備，道具，手技について解説する．

　一般的に実験室や病院から微生物が外部へ漏出することによってひき起こされる災害・障害，特に遺伝子操作により有害な遺伝子をもつようになった微生物による生態系の破壊や伝染病などの災害を**バイオハザード**（biohazard）という．また，バイオハザードから人間の生命や生態への深刻な影響を，未然に防ぐことを**バイオセーフティー**（biosafety）という（図5・1）．

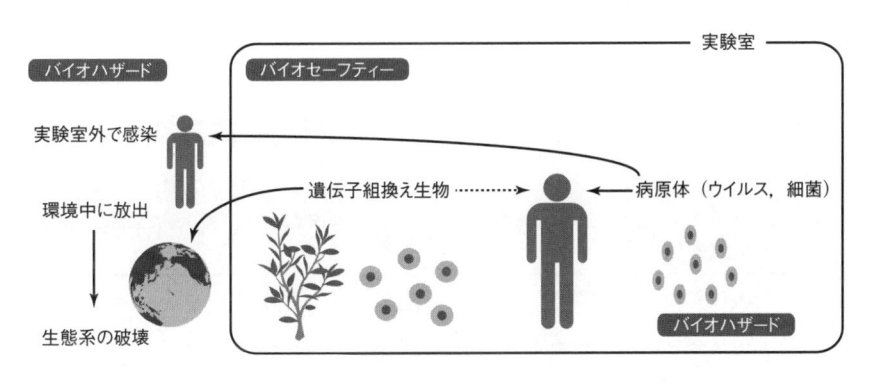

図5・1　バイオハザードとバイオセーフティー

　微生物は目で見ることができないため，適切な操作を怠ると実習中に手指などを介して体内に取込んで感染することがある．また，無意識のうちに微生物が実験室外に持ち出されたり，漏出した場合，実習をしていない学生や施設外に感染を及ぼす場合も想定される．これらによるバイオハザードを未然に防ぐために実験計画の

立案,実験室の整備,実験手技を確認すること(バイオセーフティー)が大切である.

卒業後に臨床の現場などで,病原体保持者と接したり病原体を含む臨床検体を取扱ったりすることを想定すると,学生実習でヒトに感染して病気をひき起こす(病原性のある)微生物を取扱い,その性状を観察することは有益である.一方で,学生実習中に病原体に感染するリスクがあるのも事実である.近年でも,学部学生が実習で用いたと考えられる腸管出血性大腸菌O157(2010年)や赤痢菌(2007年)に感染した事故が発生している.これらの微生物は感染症法でその取扱いが規定されている(図5・2).このようなバイオハザードを考慮して,学生実習では病原性の低い微生物を用いる場合が多いが,実習を通じて微生物の性質や感染様式などを理解し,緊張感をもって取扱う訓練をしてほしい.

遺伝子組換え生物のなかで実習に用いる微生物は,ヒトに感染しても病気を起こさない場合がほとんどであるが,環境中に漏出した場合に生態系に対するバイオハザードを起こす可能性がある.また,遺伝子組換え生物(動物)は,その取扱いが法令で詳細に定められており,実験室から漏出すること自体が事故とみなされるので特に注意が必要である(図5・2).

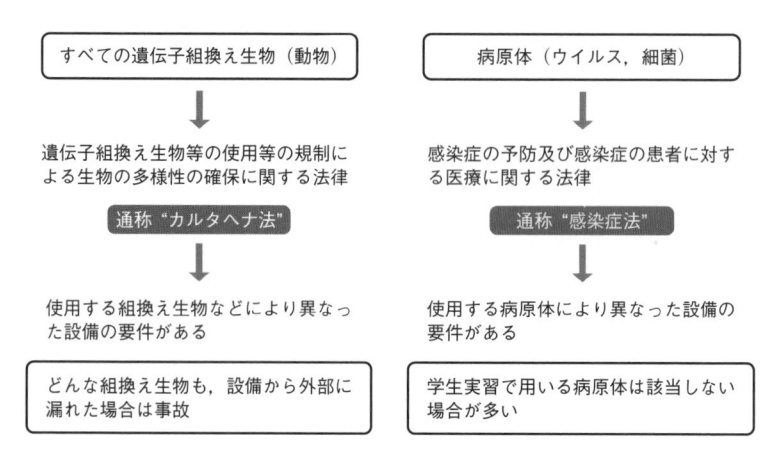

```
┌─────────────────────┐        ┌─────────────────────┐
│ すべての遺伝子組換え生物(動物) │        │ 病原体(ウイルス,細菌)   │
└─────────────────────┘        └─────────────────────┘
           ↓                              ↓
  遺伝子組換え生物等の使用等の規制に         感染症の予防及び感染症の患者に対す
  よる生物の多様性の確保に関する法律         る医療に関する法律
  ┌──────────────┐                ┌──────────────┐
  │ 通称"カルタヘナ法" │                │ 通称"感染症法"   │
  └──────────────┘                └──────────────┘
           ↓                              ↓
  使用する組換え生物などにより異なっ         使用する病原体により異なった設備の
  た設備の要件がある                      要件がある
  ┌──────────────────┐            ┌──────────────────┐
  │ どんな組換え生物も,設備から外部に │            │ 学生実習で用いる病原体は該当しない│
  │ 漏れた場合は事故               │            │ 場合が多い                  │
  └──────────────────┘            └──────────────────┘
```

図5・2　遺伝子組換え生物は"カルタヘナ法"で,特定の微生物などは"感染症法"でその取扱いが定められている.これらの法律に基づく政省令および告示を含めた"法令"に定められた要件を満たす必要がある.

5・2　微生物と組換え生物を取扱う実習室・実験室

図5・3に示すように,通常の実験室(実験台および流し設置)に,オートク

レーブ（高圧蒸気滅菌器）および安全キャビネット（図5・4）を備えるのが望ましい．また，白衣をかける場所および荷物置き場を確保する．

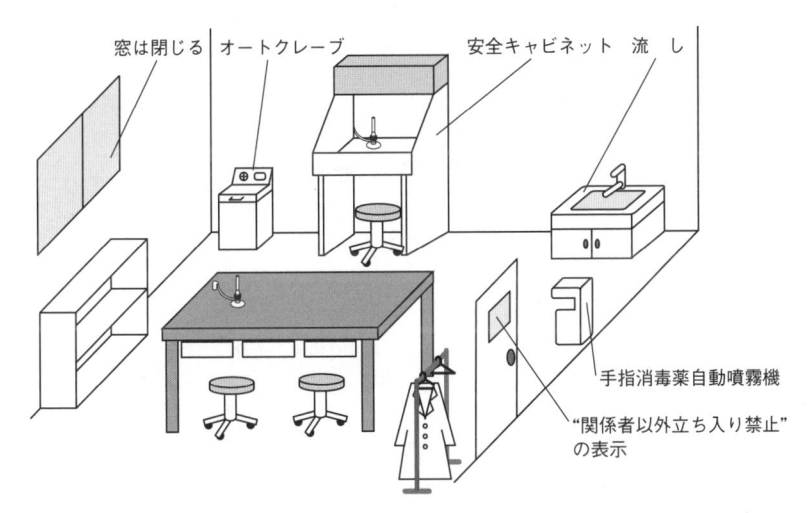

図5・3　実習室のバイオセーフティー　実習室設備に関しては本文中に示す．遺伝子組換え実験を行う場合，基本的な要件として，関係者以外の立ち入りを制限（入出制限）すること，実験中は窓および扉を閉めることなどが法令で定められている．

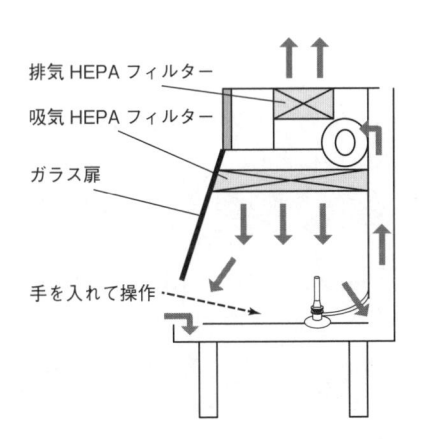

図5・4　安全キャビネット　安全キャビネット内は，吸気HEPAフィルターを通って浄化された空気が送風され無菌状態である．また，安全キャビネット内は陰圧に維持されるため，操作口から外部にエアロゾールが漏れない構造になっている．操作口から侵入する外気やキャビネット内の空気は吸引され，排気HEPAフィルターを介して沪過された後に放出される．安全キャビネットが開発されてからは実験室内の感染が激減した．

5・3 実習・実験を行ううえで
5・3・1 実習・実験前の確認
ⅰ) 実験前の心得
- 実験に用いる微生物の性質（病原性の程度，遺伝子組換え生物であるかどうか，伝播様式など）を理解する．
- 実験に用いる微生物の消毒法を理解する．
- こぼしたり汚染したりしたときには，直ちに指導者に報告する．
- 汚染時に使用する緊急用のペーパータオル，消毒薬，滅菌用袋などを用意しておく．
- 手指消毒用の速乾性擦式消毒薬や，アルコール消毒器などを設置することが望ましい．

ⅱ) 実験中の注意
- 実験中は実験室の窓やドアを閉める．
- 実験中は白衣などの実験衣を正しく着用する（袖口や前ボタンを閉じる）．
- 実験衣のまま実習室外へ出ない．
- 不安定な靴は履かない．
- 実験内容により，マスク，手袋，帽子，眼鏡などを着用する．
- 実験台は常に整理整頓し，必要のないものはロッカーや引出しに入れる．
- バーナーを使う作業は必要最低限にし，アルコールなどへの引火には十分気をつける．
- 飛沫感染する病原体は，手袋，マスクを着用したうえで，かならず安全キャビネット内で取扱う．
- エアロゾールが発生しやすい作業は避ける．必要な場合は安全キャビネットの中で行う．
- 不要な私語や，突然の呼びかけは避ける（注意力が散漫になる）．
- 実験室内での喫煙，飲食，化粧，洗顔，コンタクトレンズの脱着は行わない．また，顔面や毛髪に手を触れたり，指でこすったりはしない（長髪の場合は束ねることも必要）．

ⅲ) 実験終了時
- 手指消毒用消毒薬で消毒する．
- 日常的な手洗いを励行する．
- 退出時には必ず実験衣は脱ぐ（実習期間終了時は滅菌または消毒する）．

5・3・2 実習・実験の手技

ⅰ) 微生物の感染

微生物が体内に入り増殖した場合に感染が成立する．目に見えない微生物が体内に入るルートとしては，おもに三つあげられる．まず作業中に微生物が直接手指に付着したり，こぼした菌液などから手指を介したりして体内に入る場合（**接触感染**）．次に実験中に発生したミスト（エアロゾール）を吸引して体内に入る場合（**飛沫感染**）である（図5・5）．一方，結核菌や麻疹ウイルスは空気（飛沫核）感染を起こす．そこで，これらの感染経路を遮断するために，実験台などに微生物をばらまかない，エアロゾールを発生しない実験操作を心がける，エアロゾールが発生する操作は安全キャビネット内で行うなどが大切である．遺伝子組換え微生物のバイオセーフティーも同様である．

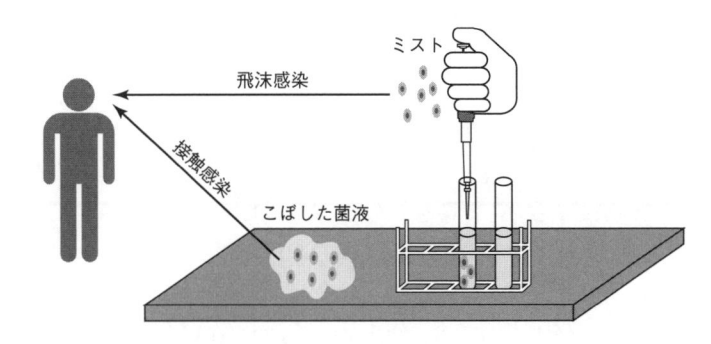

図5・5 微生物を含む溶液を取扱う過程で発生するエアロゾールによる飛沫感染とこぼした菌液の接触感染

ⅱ) エアロゾールを発生させないために
- ピペット操作は安全ピペッターを用いて行う．
- ピペットから菌液を出すときは中間目盛を用いて行い，最後まで吐き出さない（たとえば10 mLの菌液を分取する場合は，11 mL吸引して10 mLを吐き出し1 mLを残す）．
- ピペットから菌液を出すときは，ピペットの先端を容器の壁につけるか液中に入れる．
- 菌が付着した白金耳をバーナーの炎の中に入れると菌液が飛散するので，ガラス砂入り95％エタノール中で菌をこすり落とした後に，火炎に入れて火炎滅菌する．または，滅菌済み使い捨て白金耳を用いる．

ⅲ) 菌液をこぼさないための確認事項
- ピペットと安全ピペッターの接合部が緩くないか.
- マイクロピペットへのチップの装着が不完全でないか.
- 菌液を急激に吸引すると，マイクロピペット内に菌液が入るため，吸引はゆっくり行う．フィルターつきのチップを使用するのもよい．
- 試験管を傾けすぎて菌液をこぼすことがあるので注意する．
- 菌体が増殖した寒天培地容器のふたや，菌液が入った容器のふたの脱着は静かに行い，開放は避ける．

前述したように，菌液をこぼしたり汚染したりしたときには，直ちに指導者に報告し，消毒方法などの指示を仰ぐことが大切．また，特に少量で感染が成立し，病気を起こす病原体の操作は安全キャビネットの中で行う．

5・4 遺伝子組換え生物の取扱いとカルタヘナ法

カルタヘナ法（図5・2, §10・2・3参照）で"生物"とは"核酸を移転しまたは複製する能力があるもの"と規定され，動植物の個体など，動植物の細胞に感染して増殖するウイルスや植物に感染する核酸ウイロイドも含まれる．この法律およびこれに基づく政省令及び告示（法令）のなかには外来の遺伝子をもつ生物（遺伝子組換え生物など）を取扱う場合に守らなければならないルールが定められている．カルタヘナ法では，組換え生物の"使用等"を，実験，保管，運搬に分けて，それぞれに対応した拡散防止措置を定めている．また，譲渡する際には譲渡者が譲受者に情報提供をする必要があるなど，その内容は複雑であるため，指導者は大学などに設置された遺伝子組換え実験安全委員会と連絡を取りながら実施することが大切である．

遺伝子組換え生物は，一般的に病原性は低く通常の設備をもった実習室でも取扱えることなどの理由から，ルールを怠って実施された事例が発生している．これまでに，情報提供をしないでほかの研究機関に譲渡した，運搬中や実験中に組換えマウスが逃亡した，滅菌処理をする前に廃棄してしまった，組換え生物と知らずに流しに廃棄した，市販されている試薬に組換えウイルスの混入があることを確認せずに滅菌処理しないで廃棄したなどの事故が報告されている．また，実験室入り口に適切な表示をしないで組換え実験を行った，ドアを開けたまま組換え実験を行った

などの違反事例もあるが，これらは適切な知識を得ることで防ぐことができるので，今から意識して実習に臨んでいただきたい．

5・4・1 学生実習とカルタヘナ法

　カルタヘナ法では，遺伝子組換え生物を外部に拡散させないことが中心である．学生実習で用いる遺伝子組換え生物のなかには，前述した遺伝子組換え微生物以外に，遺伝子組換え動物であるマウス，ゼブラフィッシュ，ショウジョウバエなどの動物，および遺伝子組換えシロイヌナズナなどを用いることがあるかもしれない．たとえば，マウスはケージから逃亡して実験室内を逃げ回り，人の出入りの際に実習室外に逃亡する可能性があるため，出入り口にはねずみ返しとよばれる板を設置する必要がある（§4・5・3参照）．同様に魚の場合は，排水口に網を設置するなどの動物の習性にあった逃亡防止措置が必要である．動物を使用する（飼育や実験する）場合は"組換え動物飼育中"，植物を使用する（栽培や実験する）場合は"組換え植物栽培中"と表示する必要がある．

　組換え生物は不活化した後に廃棄する．"不活化"とは微生物の場合は滅菌処理であり，動物の場合は安楽死である．

5・4・2 実験室における研究とカルタヘナ法

　生命科学の研究においては，哺乳動物に感染するウイルスベクターを用いるが，このウイルスベクターを作成する工程や培養細胞に感染させる工程はP2実験室（カルタヘナ法で定められる実験室には，その封じ込めレベルによりP1, P2, P3, P4がある）で実施する場合が多い．P2の実験を実施する場合は，図5・3に示した実習室の要件に加えて，"P2レベル実験中"の表示をすること，エアロゾルを発生する操作はすべて安全キャビネット内で実施するなどの要件がある．

5・5 病原体の取扱いと感染症法

　2007年に改正された感染症法においては，生物テロ（バイオテロ）に使用される恐れのある病原体などであって，国民の生命および健康に影響を与える恐れがある感染症の病原体などの管理の強化のため，病原性の強さに応じて第一種病原体などから第四種病原体などまでを特定し（特定病原体），その分類に応じて，所持や輸入の禁止，許可，届出，基準の順守などの規制が設けられている．病原性が低い

位置づけの第四種病原体（コレラ菌，赤痢菌属，チフス菌，腸管出血性大腸菌などが含まれる）であっても，これらを用いた実験は安全キャビネットの中で取扱うべきであろう．設備の詳細については厚生労働省のホームページを参照のこと．

参 考 文 献

1. "バイオセーフティーの原理と実際"，バイオメディカルサイエンス研究会編，医学評論社（2011）．
2. '細菌学実習時の実習室内感染予防マニュアル'，日本細菌学会バイオセイフティ委員会編（2007）．
3. 厚生労働省ホームページ，'感染症法に基づく特定病原体等の管理規制について'．
4. 文部科学省ライフサイエンスの広場，生命倫理・安全に対する取組のホームページ．

6 RI 実験の安全ガイド

6・1 放射性同位元素

　原子は原子核と軌道電子からなる．さらに，原子核は正の電荷をもつ陽子と電荷をもたない中性子からなり，両者は核子とよばれる．核子の総数は質量数 (A) に，陽子の数は原子番号 (Z) に等しいことから，($A-Z$) は中性子の数となる．陽子と中性子の数やエネルギー状態により決まる原子の種類を核種とよび，原子番号 (Z) が同一で質量数 (A) が異なる核種どうしを同位元素（同位体）という（図 6・1）．同位元素には不安定で放射線を放出するものと安定なものとがあり，それぞれ**放射性同位元素**（radioisotope，RI），**安定同位元素**（stable isotope，SI）といわれる．

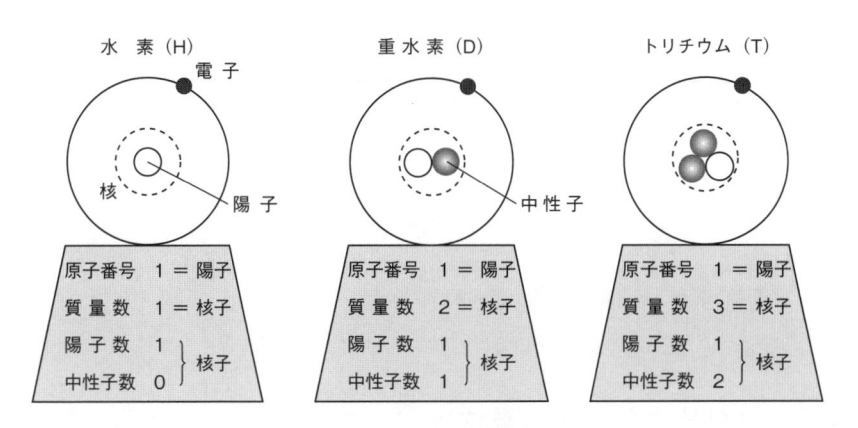

図 6・1 同位元素（同位体）

　RI は自発的に壊変，ほかの核種に変化し，最終的には安定な原子核になる．原子核が単位時間当たりに壊変する確率はその元素に固有の値で，これを壊変定数 (λ) という．はじめの原子数が N_0 個であったとすると，時間 t 後に存在する原子数 N は，

$$N = N_0 e^{-\lambda t} \qquad (6 \cdot 1)$$

となる．原子数が最初の1/2になるまでの時間（T）は**半減期**とよばれ，各RIに固有の値をもつ．式(6・1)を半減期を用いて表記すると，

$$N = N_0 \times \left(\frac{1}{2}\right)^{\frac{t}{T}} \tag{6・2}$$

となる．

6・2 放射線の種類と性質

放射線とはRIから放出されるα線，β線，およびγ線をはじめ，X線，中性子線，陽子線，重粒子線などをいう．このうち，α線およびβ線は電荷をもち，クーロン力を介した衝突により相手の物質を電離することから直接電離放射線といわれる．一方γ線，X線，中性子線などは電荷をもたないが，物質との相互作用により生じた二次電子を介して物質を電離することから間接電離放射線といわれる．表6・1におもな放射線の電離能，飛程，透過性などの特性をまとめた．

表6・1　おもな放射線とその特性能

放射線	電荷	透過力の比	飛程[1]	比電離能[2]	写真作用	蛍光作用
α線	2+	1	数cm	2500	大	大
β線	1−	100	数m	100	中	中
γ線	なし	1000	非常に大	1	小	小

[1] "荷電粒子がその運動エネルギーを失うまでに進む距離"と定義され，電荷をもたないγ線に対しては通常用いない．γ線の飛程をα線やβ線と比較した場合には非常に大となる．
[2] "荷電粒子が物質中を進むとき，単位長さ当たりに電離されるイオン対の数"と定義され，やはり電荷をもたないγ線に対しては通常用いない．γ線は間接的に電離作用をもつが，その作用はα線やβ線と比較した場合，非常に小さい．

6・3 放射能と放射線の単位

RIが放射線を放出して壊変する性質（radioactivity）およびその量（activity）を**放射能**という．単位時間（秒）当たりの放射能の量（壊変数）は**ベクレル**（Bq）という単位で表される．

一方，RIが壊変する際に放出される荷電粒子または電磁波を放射線といい，α線，β線，γ線などがある．これらの放射線が物質中を通過したとき，どの程度放射線が存在したかを定量的に表したのが**放射線量**であり，**照射線量**〔C（クーロン）/

kg〕，**吸収線量**（グレイ，Gy），**等価線量**（シーベルト，Sv），**実効線量**（Sv），および **1 cm 線量当量**（Sv）などが定義されている（表 6・2）．

表 6・2 放射能と放射線の単位

量 / エネルギー	単 位	定 義	備 考
放射線のエネルギー	電子ボルト (eV)	電子が電位差 1 V の真空中を通過するときに得られるエネルギーの大きさ．	$1\,eV = 1.6 \times 10^{-19}\,J$
放射能	ベクレル (Bq)	放射性核種が放射線を出す能力をいい，1 秒間に 1 回の壊変を 1 Bq と定めた．	旧単位 Ci $1\,Ci = 3.7 \times 10^{10}\,Bq$
粒子フルエンス	$m^{-2} \cdot s^{-1}$	大円中の単位面積（a）かつ単位時間（t）当たりに入射する放射線の量（N）．$N/a \cdot t$	
照射線量	C/kg	X 線と γ 線に対して用い，空気を電離する能力．	
吸収線量	グレイ (Gy)	被照射物質が単位時間当たりに吸収されたエネルギーの大きさで，1 Gy = 1 J/kg である．	旧単位 ラド 1 rad = 0.01 Gy
等価線量	シーベルト (Sv)	放射線防護の観点から，放射線の種類やエネルギーにより人体組織に対して影響が異なることを考慮した吸収線量の大きさで，Sv ＝ 吸収線量 (D)×放射線荷重係数[†1]×修正係数となる．	旧単位 レム 1 rem = 0.01 Sv
実効線量	シーベルト (Sv)	人体に対する放射線の影響は組織により異なることを考慮した吸収線量の大きさで，Sv ＝ 吸収線量 (D)×等価線量×組織荷重係数[†2] となる．	
1 cm 線量当量	シーベルト (Sv)	人体を模擬した ICRU[†3] 球の深さ 1 cm における線量当量	

[†1] 放射線の種類とエネルギーに応じて定められた係数で，α 線は 20，β 線および γ 線は 1 を用いる．
[†2] 全身が均等に被ばくした場合の確率的影響の総計を 1 とし，各臓器・組織に寄与率を配分したもの．たとえば，ICRP（国際放射線防護委員会）2007 年勧告では生殖腺 0.08，赤色骨髄 0.12，皮膚 0.01 と定めている．
[†3] 国際放射線単位委員会測定

6・4 放射性同位元素と放射線の安全取扱い

6・4・1 外部被ばくに対する防護

線源が体外にある場合の被ばくを**外部（体外）被ばく**といい，γ 線，X 線，中性子線，強 β 線などを取扱うときに注意を要し，次に示す防護三原則がある（図 6・2）．

時　間（time control）：一定の線量率（R）のもとで作業時間（t）での集積線量Aは以下のようになる．

$$A = R \times t$$

距　離（remote control）：放射線の強さ（線量率）は点状線源からの距離の2乗に反比例して減弱する．線量率I_0の点状線源があり，線源からの距離をrとすると，線量率Iは以下のようになる．

$$I = \frac{I_0}{r^2}$$

遮へい（shielding）：距離や時間を制御する方法以外に，作業する人と線源との間に遮へい材を置くことによっても被ばく線量を少なくすることができる．X線やγ線は透過力が大きいため，高密度の鉛，鉄，コンクリートなどが遮へい材として用いられる．厚さx cm，線減弱係数μの遮へい材に線量率I_0のγ線が入射した場合，遮へい材透過後の線量率Iは以下のようになる．

$$I = I_0 \times e^{-\mu x}$$

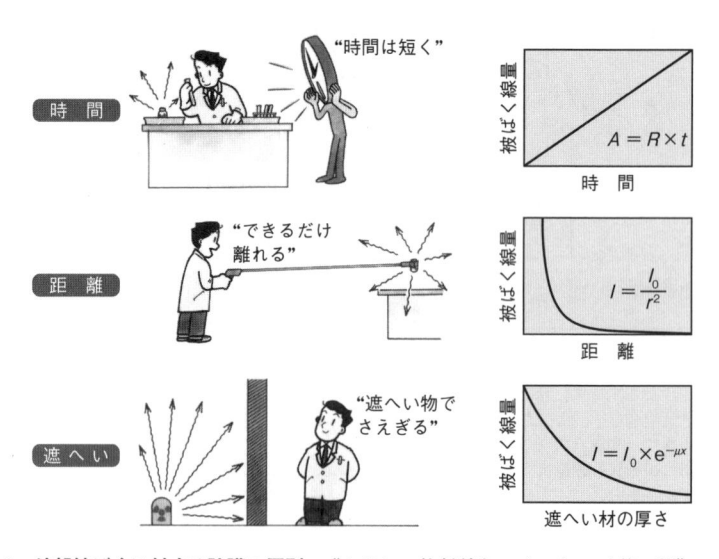

図 6・2　外部被ばくに対する防護 3 原則　"やさしい放射線とアイソトープ 第 4 版"，日本アイソトープ協会編（2006）より改変．

β線やα線の場合には透過力が小さいことから，ガラス，プラスチック，アクリル板などで十分遮へいできる．しかし，^{32}Pなどからは強いβ線（1.71 MeV）

が放出されるため，β線自身および制動X線に対する遮へいを考慮する必要がある．なお，制動X線が発生する確率は周囲に存在する物質の原子番号の2乗とβ線のエネルギーの積に比例することから，強β線の遮へいは通常，線源をプラスチック容器などに入れ制動放射をできるだけ抑え，さらに外側を鉛やコンクリートで遮へいする．

6・4・2 内部被ばくとその防御

体内に存在する線源からの被ばくを**内部（体内）被ばく**といい，次のような特徴と対策をとる必要がある．

a. 放射性物質の組織集積性と決定器官 主として，**経気道，経口，経皮**の3経路（図6・3）により線源が体内に摂取され，その後，体内組織に均一に分布する場合と特定組織に集積する場合がある．特定の組織に集積する際，標的となる組織・臓器が，あるいはその周囲に放射線に対する感受性が高い組織が存在したときには身体的障害の原因となることが多い．この際，身体的障害のおもな原因となる

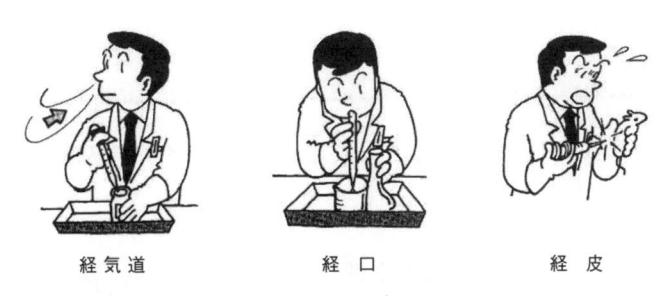

図6・3 放射性線源の体内摂取経路 "やさしい放射線とアイソトープ 第4版"，日本アイソトープ協会編（2006）より改変．

組織・臓器を**決定組織**あるいは**決定器官**という．放射性物質の核種により決定組織は異なるが，障害という観点から特に問題となるものを表6・3にあげる．また，同一核種であっても化学的性状，物理的性状あるいは摂取経路によって決定組織が変化する場合がある．

b. 放射性物質の有効半減期 体内に取込まれた放射性物質からの放射能の減弱は核種の物理的壊変，物質の代謝，排泄に依存する．この放射能が半分に減弱するまでの時間は**有効半減期**（または**実効半減期**，T_e）とよばれ，核種がもつ**物理的半減期**（T_p）と物質の生体内での代謝速度，すなわち**生物学的半減期**（T_b）が関

与し，T_e, T_p, T_b 間に次の関係式が成り立つ．

$$\frac{1}{T_e} = \frac{1}{T_p} + \frac{1}{T_b} \quad \text{または} \quad T_e = \frac{(T_p \times T_b)}{(T_p + T_b)}$$

表 6・3　放射性核種の決定組織と半減期

核　種	決定組織	物理的半減期	生物学的半減期	有効半減期
³H	全　身	12 年	12 日	12 日
¹⁴C	全　身	5700 年	40 日	40 日
³²P	骨	14 日	1155 日	14 日
⁵⁹Fe	脾 臓	45 日	600 日	42 日
⁹⁰Sr	骨	29 年	50 年	18 年
¹³¹I	甲状腺	8 日	138 日	8 日
¹³⁷Cs	筋　肉	30 年	70 日	70 日
²²⁶Ra	骨	1600 年	45 年	44 年

c. 内部被ばく防護の五原則（3D・2C の原則）　3D および 2C の原則とは以下の通りである．

```
―― 3Dの原則 ――         ―― 2Cの原則 ――
希　釈（Dilution）        閉じ込め（Contain）
分　散（Disperse）        集　中（Concentration）
除　染（Decontamination）
```

6・4・3 非密封 RI 取扱い前の準備

RI 汚染を防止し，作業者の被ばく線量を低く保つために，取扱い前には以下のような準備が必要である．
- RI 取扱い上の知識と操作に習熟しておく．
- 用いる RI の特性，使用量，遮へい，距離および時間から被ばく線量を推定する．
- 実験衣，ゴム手袋，被ばく線量計，サーベイメーター，ふき取り沪紙（スミア法），遮へい材（アクリル板や鉛ブロックなど），トング，ピンセット，実験器具類，メモ用紙などをあらかじめ準備する．
- RI を用いないコールドラン（RI を用いたつもりで実験を行うこと）を数回繰返し，操作に習熟しておく．
- 必要な事務手続きをしておく．

6・4・4 非密封 RI 取扱いの一般的注意事項

非密封の RI を取扱う際の一般注意は以下の通りである.

- 手に傷があるときには RI 実験を行わない.
- RI を取扱う人と補助者との役割を決め,二人以上で実験を行う.
- 放射性ヨウ素などのガス状または揮発性 RI の取扱いに際しては,フードないしはグローブボックス内で実験を行う.また,実験中はサーベイメーターを携帯し,常時室内への漏れをモニタリングする.
- γ 線や強 β 線放出核種を用いる際には,使用量に応じて遮へい材を用いる.
- 必要に応じて,保護眼鏡やマスクを装着する.
- 作業中は必ずゴム手袋を装着する.また,手袋が汚染した際には新しいものに交換する.この際,汚染したものを放置しないこと.
- ゴム手袋を装着したまま電源スイッチ,ガス栓,蛇口,戸棚,引出し取っ手などを直接もたない.補助者に依頼するか,ペーパータオルを間に挟んで操作する.
- 液状の RI は沪紙を敷いたバットの中で取扱い,汚染の拡大防止に備える.
- 粉末状の RI は,フードやグローブボックスの中で取扱う.
- フードやグローブボックス内に持ち込んだ器具類を取出すときには,必ずサーベイメーターで汚染の有無を確認する.なお,フードのガラス戸は大きく開けず,また頭部などを内部に入れない.
- RI の入った容器には,核種,放射能濃度,調製日,使用者名など,必要事項を記載した RI 標識テープを添付する.
- 実験終了後は,RI を使用した実験台などの汚染状況をサーベイメーターで確認する.
- 最後に,RI 廃棄物を定められた分類に従いまとめ,廃棄保管室の所定のドラム缶に廃棄する.

6・4・5 身体表面などの RI 汚染の除去

RI 汚染またその恐れがあるときは,まずはじめにサーベイメーター(直接法)で,またはスミア法(間接法)で核種,場所,範囲,程度などを確認する.汚染は,直後であれば容易に除染され,汚染拡大防止の観点から,外側から内側に向かって,また低レベルから高レベルの順で除染する.除染剤は,汚染の状況,核種,化学的性状などを十分考慮して適当なものを選択して用いる必要がある.以下に各部位の除染の手順を示す.

a. 身　体　皮膚を傷つけないように柔らかいブラシなどを用いて洗い流す．

b. 無傷の皮膚　中性洗剤を振りかけ，水で濡らした柔らかいハンドブラシで1分程度軽くこすり，大量の水で洗い流す．爪の間などの除染しにくい箇所は爪ブラシなどで入念に洗浄する．顔の除染に際しては，目や口に汚染物が入らないように注意し，除染後にはハンドクリームを十分擦り込んでおく．

c. 傷口または粘膜　傷口や目・口の粘膜の除染の場合には，できるだけ速やかに大量の温水で洗い流す．傷口は開いて血液を絞り出す．高濃度の RI の除染に際しては，速やかに心臓に近い側をハンカチなどでしっかり止血し，管理室安全管理実務担当者および RI 取扱い主任者に報告する．

d. 床，機器類，衣服など　RI 粉末や液体などは，直ちにペーパータオル（粉末の場合には水で濡らしたもの）などを用いて，汚染の範囲を広げないようにふき取る．除染が困難な場合は表面を削り取るか，適当な被覆剤で覆う．短半減期核種による汚染の場合には除染せず，減衰するのを待つこともある．作業着などの汚染は，専用の洗濯機で洗浄する．汚染が高濃度の場合には，放射性廃棄物として廃棄する．

6・4・6　体内に取込まれた RI の除去

体内に摂取された RI は，その経路や核種により，また同一核種でもその化学的性状により除去法が異なることから，その状況に応じた処置をとる必要がある．

- RI を誤って飲込んだ場合には，直ちに口を水でゆすぎ洗浄する．
- ガス状の RI を吸入した場合には，早期に新鮮な空気を吸入し換気する．
- 時間が経過し胃に到達したと思われた場合には，速やかに胃の洗浄を行い，消化管からの吸収を抑制するための措置をとる．
- RI が体内に取込まれた場合は，通常大量の同種または同族非放射性 RI を投与する．^{90}Sr，^{226}Ra，^{239}Pu などは**向骨性元素**とよばれ，長い年月にわたり骨内にとどまる．これら金属性核種に対しては，エチレンジアミン四酢酸（EDTA）などのキレート剤を投与する．

6・5　密封線源の安全取扱い

密封線源とは RI をステンレス鋼やアクリルなどの密封容器に封入し，外部に飛散しないようにしたものをいう．これらの線源は放射線（能）測定器の校正や動作

確認，厚さ計などの計測装置，放射線照射装置，また臨床では癌の放射線治療などに利用されている．機器に用いられるおもな密封線源を表6・4にまとめた．

表6・4 機器に用いられるおもな密封線源

機器名	核種	数量（Bq）
照射装置	^{60}Co	$3.7 \times 10^{13} \sim 10^{17}$
照射器（ラジオグラフィ）	^{60}Co, ^{192}Ir	3.7×10^{11}
厚さ計（γ線）	^{60}Co, ^{137}Cs, ^{241}Am	$3.7 \times 10^9 \sim 10^{12}$
（β線）	^{85}Kr, ^{90}Sr, ^{147}Pm	$\sim 3.7 \times 10^{10}$
レベル計	^{60}Co, ^{137}Cs	$\sim 3.7 \times 10^{10}$
密度計	^{60}Co, ^{137}Cs	$\sim 3.7 \times 10^{10}$
水分計	^{241}Am + Be, ^{252}Cf	$\sim 2.0 \times 10^{10}$
硫黄計	^{241}Am, ^{55}Fe	$\sim 3.7 \times 10^{10}$
ガスクロマトグラフィー装置	^{63}Ni	3.7×10^8

密封線源は非密封線源に比べて法令上の扱いが簡便であり，管理区域の設定なども簡単なため，使用時に油断しがちになるので，取扱いには注意が必要である．線源の移動・管理に注意を払う必要があることは言うまでもないが，管理区域内への立入りや，使用時の防護に気をつけ無駄な被ばくを避けるようにする．特に装置への取付け・取外し時には線源の放射面を手で直接触れることがないように配慮する必要がある．

一般には管理区域内での密封線源の使用場所が指定されており，使用に際しては，各施設で定められた"放射線障害予防規程"に従うことは当然である．また，一時的に実験室に立入る部外者に対しても線源の使用の有無や場所がわかるような明確な表示が望ましい．

6・6 事 故 対 策

放射線事故はたとえ軽微なものでも，一般大衆に大きな影響を与えることから，事故防止に日頃から心がける必要がある．以下に事故に対する予防措置をあげる．
- 放射線や RI の取扱い技術に習熟する．
- 放射線発生装置や RI の点検，線量率測定などを定期的に行い，放射線漏れや汚染の確認を行う．
- RI の管理を厳重に行い，紛失や盗難がないようにする．

6・7 放射線の人体への影響
6・7・1 生体分子への作用過程

放射線の生体への影響は放射線のエネルギーが生体構成分子に吸収されることにより始まり，基本的にはその吸収線量に依存する．その作用過程は以下の五つの過程を経て進行する．

物理的過程（10^{-18}～10^{-15}秒）：放射線のエネルギーが生体分子の化学構造に無関係に，核酸，タンパク質などの高分子のみならず，水分子などに与えられ，これらの分子を電離または励起する．

化学的過程（10^{-12}～10^0秒）：物理的過程での電離または励起にひき続き，種々のイオン，自由電子，ラジカルなどが生成する．

生化学的過程（数秒～数分）：生成されたイオンやラジカルが周囲の分子と反応あるいは核酸，酵素などの生体内高分子では架橋反応などが生じ，これらの分子が不活性化されたり，機能の損傷が起こる．

急性障害過程（数分～数日）：生体分子内につくられた損傷により，細胞機能が失われ，細胞死，組織死，さらに個体の死につながる．

晩発性障害過程（数カ月～数十年）：被ばく後，癌のように生物効果が発現するまでに長い潜伏期を要し，数十年を経るものもある．

6・7・2 直接作用と間接作用

放射線の生体作用には**直接作用**と**間接作用**がある．前者は生体内の標的分子に直

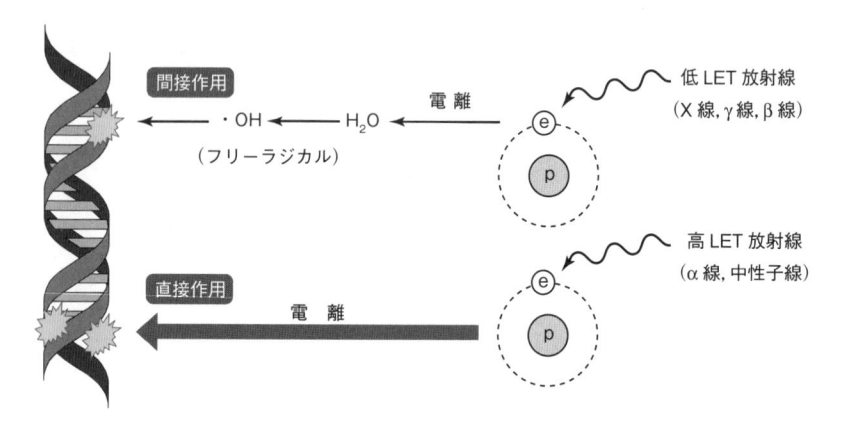

図6・4 放射線の間接作用と直接作用

接当たり，これを電離または励起することにより，何らかの作用を及ぼす場合をいう．高LET*線に分類されるα線，中性子線，あるいは重粒子線などでみられる．一方後者は，放射線が水分子にエネルギーを渡し，その後，解離または励起により生成されるフリーラジカルを介して生体内標的分子に作用する場合をいう．低LET線に分類されるX線，γ線，あるいはβ線などでみられる（図6・4）．

6・7・3 細胞に対する影響

近年，培養細胞を用いる実験技術の進歩により，放射線の作用を生化学的に，あるいは形態学的に明らかとすることが可能となっている．

細胞はある一定の周期で分裂し，二つに分かれる．これを細胞周期といい，以下に述べるG_1期〜M期の過程を経るが，放射線に対する感受性は各周期により著しく異なる．

G_1期：細胞分裂が完全に終了し，次の分裂に必要なDNA合成が始まるまでの期間．また，この期間で，長い間分裂を起こさない状態はG_0期とよばれる．

S期：次の細胞分裂に先立って，DNA合成が行われる期間で，DNA量が2倍になると合成は停止する．

G_2期：S期につづき，細胞分裂に必要なタンパク質が合成される期間．

M期：細胞分裂が行われる期間．

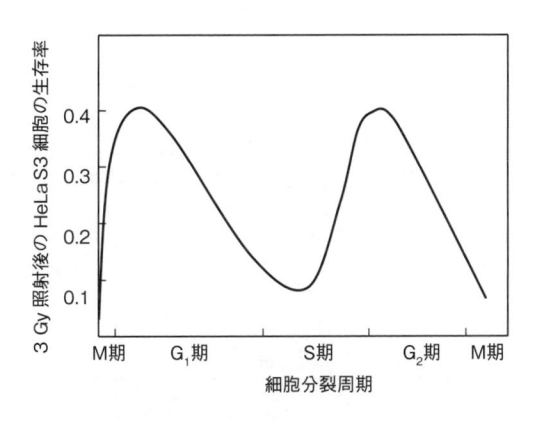

図6・5 細胞周期と放射線感受性 Terashima, T., Tolmach, L. J., *Biophys. J.*, **3**, 11〜33（1963）より改変．

＊ 線エネルギー付与（Linear Energy Transfer, LET）．

1963年，寺島とトーマックはHeLa細胞を用いて，その生存率を指標に放射線感受性を各時期で比較した．この結果，M期は放射線感受性が最も高く，G_1初期から中期にかけ一度低下，G_1後期からS期にかけ再び感受性は高くなる．S期に入ると再び感受性は低下し，この状態がG_2期まで続く（図6・5）．また，G_0期は感受性が低い．

6・7・4 固体への影響

a. ベルゴニエ・トリボンドーの法則　1904年，ベルゴニエとトリボンドーはラット精巣に^{226}Raからのγ線を照射，分化過程での生殖細胞に対する放射線の影響を検討し，次の三つの法則を導いた．

① 分裂頻度（新生能力）の高い細胞ほど，放射線に対する感受性は高い．
② 将来分裂能の大きい（細胞分裂過程の長い）細胞ほど，放射線に対する感受性は高い．
③ 形態・機能の未分化な細胞ほど，放射線に対する感受性は高い．

この法則に従えば，未分化で細胞分裂が盛んな細胞は感受性が高いと結論づけられ，多くの細胞はこの法則に当てはまる．ただし例外もあり，リンパ球は分裂能がほとんどないが，放射線に対する感受性は高い．

b. 各組織の放射線感受性　大まかに各組織の放射線感受性を分類すると表6・5のようになる．各組織が放射線を受けた場合，機能的障害と形態学的障害が生じるが，通常機能的障害の方が起こりやすく，この障害は回復可能である．

表6・5　各組織の放射線感受性

放射線感受性	組　　織
高　い	リンパ組織，造血組織，生殖腺，腸上皮，発育中の胎児，水晶体
やや高い	口腔粘膜，毛根ろ胞，膀胱上皮，皮膚上皮，汗腺，唾液腺，毛細管上皮
中 程 度	脳，脊髄，肺，肝臓，胆嚢，腎臓，胸膜
やや低い	甲状腺，膵臓，関節，軟骨
低　い	筋肉，神経組織，脂肪組織，結合組織

6・7・5 身体的影響

a. 急性放射線死　被ばく後，数時間から数日内に生じる放射線障害が急性障害で，このうち最も激しいものが**急性放射線死**である．図6・6には，マウスに

全身照射した場合の線量と死にいたるまでのおおよその時間を示した.

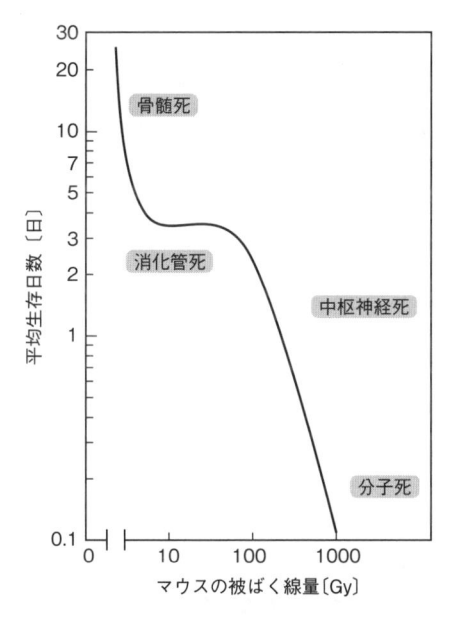

図6・6 マウスにおける急性放射線死　Terashima, T., Tolmach, L. J., *Biophys J.*, **3**, 11～33（1963）より改変.

b. 急性放射線症　半致死線量から致死線量の放射線を全身に被ばくすると急性放射線症が生じ，以下の過程を経る.

前駆期: 外見上はなんら顕著な変化は見られないが，数時間以内には，吐き気，嘔吐などの放射線宿酔，精神不安などの自覚症状が現れる.

潜伏期: 前駆期に現れた症状は回復するが，血液変化が出現しリンパ球の減少などが数日～10日間ほど続く.

発症期: 潜伏期の経過後，数週間，食欲減退，下痢，皮膚の紅斑，内出血，発熱，菌血症などの重篤な症状を呈するようになり，死にいたることもある.

回復期: 数カ月以上経過すると，しだいに回復するが，晩発性障害が発生する可能性もある.

c. 晩発性障害　急性放射線症が発現したが，その症状が治癒した後，数カ月から数十年後に症状が現れる放射線障害を**晩発性障害**という. また，低線量率で長期間被ばくした場合，あるいは線量が少ないために顕著な早期効果がみられな

かったものでも晩発性障害を発生することがある．**発癌，寿命の短縮（加齢の促進），再生不良性貧血，白内障**などがこの障害である．

　d. 胎内被ばく　　胎児期は受精卵が細胞分裂を繰返し増殖，個々の組織・器官に分化し，さらに1個の個体へと成長する過程である．一般にこの時期は放射線感受性は高いが，被ばくの時期により障害の現れ方は異なる．通常，**着床前期，器官形成期**，および**胎児期**の三期に分けられ，各時期での被ばくによるマウスでの障害は以下のとおりである．

　着床前期（受精～10日）：この時期は細胞分裂が活発で，放射線感受性がきわめて高い．この時期には比較的低い線量（0.1 Gy ほど）による被ばくでも胚が致死し，流産する確率が高い．

　器官形成期（受精後2～8週）：神経やその他の器官が形成される時期であり，この時期に被ばくすると一部の細胞は死滅するが，胚は生き残る．この結果，神経系，目，あるいは骨の障害が生じ，小頭症，知恵遅れ，骨の発育不全などを伴う奇形が発生する恐れがある．

　胎児期（8週～出生）：この時期になると放射線感受性はしだいに低下するが，成人よりは高い．生まれた子供は外見上異常はみられないが，1 Gy 以上の被ばくでは発育遅延，寿命の短縮，白血病，発癌などの晩発性障害が現れることがある．このうち，白血病の発生が最も多いとされている．

　妊娠中の胎児（ヒト）は少量の放射線被ばくによっても種々の障害を生ずる可能性があるため，妊娠が疑われる女性は腹部の照射を避けるべきである．

6・8　わが国における放射線規制法令

　わが国では，放射線や放射線発生装置の使用および RI の使用・販売・廃棄ならびに RI によって汚染されたものの廃棄などに関し，法令を定めてこれらを規制している．表6・6には，わが国の放射線の障害防止に関係のあるおもな法令と所轄省庁を示した．ここでは，大学での実験や研究で放射線および RI を利用する場合の法規制である"放射性同位元素などによる放射線障害の防止に関する法律（以下，障防法）"と労働安全衛生法に基づく"電離放射線障害防止規則（以下，電離則）"の概略を述べる．

6・8・1　障　防　法

　障防法は文部科学省で所轄されている法律で，以下の項目が規制対象となる．

6·8 わが国における放射線規制法令

表 6·6 放射線の障害防止に関係のあるおもな法令[†]

法規	行政官庁	規制対象
(1) 放射性同位元素などによる放射線障害の防止に関係する法律，同施行令，同施行規則，告示"障防法"	文部科学省	・放射性同位元素の使用，販売，廃棄，その他の取扱い（詰替え，保管，運搬，譲渡，譲受，所持など） ・放射線発生装置の使用 ・放射性同位元素によって汚染されたものの廃棄，その他の取扱い（詰替え，保管，運搬など） ・核燃料，核原料物質の所有，譲渡，輸出入，使用など
(2) 原子力基本法	文部科学省	・核燃料，核原料物質の所有，譲渡，輸出入，使用など
(3) 薬事法施行令，放射性医薬品製造規則，薬局等構造設備規則，同告示	厚生労働省	・放射性医薬品の製造，管理販売など
(4) 医療法，同施行規則	厚生労働省	・放射性医薬品などの使用
(5) 労働安全衛生法に基づく電離放射線障害防止規則	厚生労働省	・エックス線などの使用
(6) 作業環境測定法，同施行令，同施行規則，作業環境測定士規定	厚生労働省	・作業環境の測定事項，作業環境測定士の資格，登録など
(7) 放射性物質車両運搬規則，危険物船舶運送および貯蔵規則，航空法施行規則，同告示	国土交通省	・放射性同位元素などの運搬
(8) 消防法に基づく火災予防条例	地方自治体（都道府県）	・火災にかかる事項
(9) 人事院規則	人事院	・国家公務員を対象としたエックス線などの使用に関する事項
(10) その他 建築基準法，船員電離放射線障害防止規則（国土交通省），計量法関係法令，金属鉱山等保安規則（経済産業省）		

[†]「小島周二，金子 実: 放射性同位元素等による放射線障害の防止に関する法律，新 放射化学・放射線医薬品学（佐治英郎，前田 稔，小島周二編），改訂第3版，p.252, 2011, 南江堂」より許諾を得て転載．

a. 放射線取扱主任者 放射線などを取扱う事業所の代表者（法人格をもつ経営の責任者，理事長，所長，社長など）に対しさまざまな義務や制約を課し，これらが誠実に順守，履行されているかどうかを監督させるために，各事業所に**放射線取扱主任者**（以下，主任者）を選任させて，その任にあたらせることとしている．

b. 放射線障害予防規程 放射線やRIの利用の範囲や形態が複雑多岐にわたるため，関連規制のすべてを"障防法"に盛込むことは不可能である．このため，法令には基本的な主幹を定め，細部の規制は各事業所の実情に即した具体的内容を事業所ごとに**放射線障害予防規程**のなかに規定し，届け出ることを義務づけている．

c. 放射線業務従事者 実験や研究において放射線ならびにRIを用いる場合，法令で定められた教育訓練および健康診断を受けた後に管理責任者から許可を受け，はじめてこれらを取扱うことができる．また，継続して放射線ならびにRIを取扱う場合，一定期間以内に教育訓練および健康診断を受けることが義務づけられている．さらに，放射線ならびにRIを取扱っている期間は必ず被ばく評価を行うこととなっている．

d. 教育訓練 放射線の性質や関係法令，具体的な取扱い方法や防護方法などの知識を放射線業務従事者自身が備えることも放射線防護上，非常に重要である．障防法では，はじめて放射線ならびにRIを取扱う前，および取扱ってから1年を超えない期間ごとに規定された項目および時間数（表6・7）の教育訓練を実施することを義務づけている．放射線業務従事者は教育訓練で学んだことを取扱い作業に生かし，自身およびその他の人を無用な被ばくから守らなければならない．

表6・7 教育訓練項目と時間数

教育訓練項目	はじめて管理区域に立入る前，または取扱い業務を開始する前に行わなければならない教育訓練の時間数[†1]	
	放射線業務従事者	取扱等業務者[†2]
1. 放射線の人体に与える影響	30分	30分
2. 放射線同位元素などまたは放射線発生装置の安全取扱い	4時間	1時間30分
3. 放射線同位元素および放射線発生装置による放射線障害の防止に関する法令	1時間	30分
4. 放射線障害予防規程	30分	30分

†1 管理区域に立ち入った後または取扱いなど業務を開始した後にあっては，1年を超えない期間ごとに教育訓練を受けなければならない．
†2 放射線を取扱うが，管理区域には立ち入らない者．

e. 健康診断 事業主は放射線施設に立入る者の健康状態を知り，放射線障害の早期発見のため，法令の定めにより健康診断を実施しなければならない．健康診断の対象は放射線業務従事者で，表6・8に示す実施要領で行う．また，以下のような事故の際には，速やかに必要事項について健康診断を行わなければならない．

- RIを誤って飲込み，または吸込んだとき．
- RIにより表面汚染密度限度を超えて皮膚が汚染され，その汚染を容易に除去することができないとき．
- RIにより皮膚の創傷面が汚染された恐れがあるとき．
- 放射線業務従事者が実効線量限度または等価線量限度を超えて放射線に被ばく，または被ばくした恐れのあるとき．
- その他，医師や主任者が必要と認めたとき．

表6·8 健康診断実施要領

対象	診断項目	就業前診断	実施時期
放射線業務従事者（一時的に管理区域に立ち入る者を除く）	1. 問診[†1,†2]（被ばく状況など調査） 2. 検査または検診部位および項目 ① 末梢血液中の血色素量またはヘマトクリット値，赤血球数，白血球数および白血球百分率 ② 皮膚 ③ 目 ④ その他文部科学大臣が定める部位または項目．ただし，①〜③の部位または項目については医師が必要と認める場合に限る．	左記載項目1および2について行う．ただし，左記③については医師が必要と認めた場合に限る．	はじめて管理区域に立ち入る前，および立ち入った後は1年を超えない期間ごとに行う．

†1　放射線の被ばく歴の有無（1 MeV未満のエネルギーをもつ電子線およびX線を含む）．
†2　被ばく歴をもつ者については作業の場所，内容，期間，被ばくした線量，放射線障害の有無，その他放射線による被ばく状況について問診する．

6·8·2　電離則

　厚生労働省が所轄する労働安全衛生法に電離則がある．本規則は作業者の安全を守り，労働災害を未然に防ぐことを目的としている．規制対象は障防法とほぼ同じであるが，X線に関しては障防法と異なるため注意が必要である．すなわち，障防法では規制対象外となっているエネルギー1 MeV未満のX線についても電離則では規制対象となっているため，実験や研究で用いるX線回折装置などもこの法令の規制を受けることとなる．

【電離則の概要】

電離則は労働安全衛生の観点から制定された法令であるため，大前提として作業者の安全を守ることとなっている．本規則に記載されている項目を以下に示す．

1. 管理区域ならびに線量の限度および測定
2. 外部放射線の防護
3. 汚染防止
4. 作業管理
5. 緊急措置
6. 教育訓練
7. 作業環境測定
8. 健康診断

電離則も放射線障害の防止を精神としているため内容は障防法とほぼ同じであるが，障防法と比べより業務に即した透過写真撮影などのX線やγ線利用について詳細に記載されている．

6・9 事故例から学ぶ

事例1

【事業所名】T大学

【事故分類】管理区域外での廃液の発見と無断使用

【発生年月】2004年5月

【概　　要】臨床研棟第2研究室（管理区域外）の使用者が，同研究室中に"Hot"と記載のある空瓶を発見．近くにあった廃液瓶7本を含め確認したところ，廃液瓶4本に ^{3}H が含まれていた．その後の調査によって，放射性物質あるいは放射性物質を含む廃液が入っているとみられる瓶など約1100本（核種は，ほとんどが ^{3}H で，一部 ^{14}C および両者を含むものがある．ほかに ^{32}P, ^{35}S が3本）が発見された．また，帳簿上に存在せずに貯蔵室に保管されていたRIが多数発見されるとともに，昭和51年ごろから平成9年ごろまで，管理区域から ^{3}H, ^{14}C などの放射性同位元素を持出して管理区域外で使用していたことが判明した．

事例2

【事業所名】K大学医学部

【事故分類】放射性物質の紛失

【発生年月】2005 年 12 月

【概　　要】定期検査受検時に，Ni-63 密封線源（370 MBq）を装備したガスクロマトグラフが許可上の場所に存在しないことが判明．調査の結果発見できず，一般廃棄物として廃棄された可能性が高い．

【原　　因】自主点検が不適切であったこと．廃棄のルールが守られなかったこと．

【事業者の対策】
- 放射線安全管理組織の見直し．
- 調査委員会の継続設置，検証のための委員会開催．
- 放射線業務従事者の再教育．医学部全教職員・学生の放射線教育の実施．
- 使用予定のない線源の廃棄．

事例 3

【事業所名】J 大学大学院医学研究科
【事故分類】管理区域外への漏出（排水系統）
【発生年月】2008 年 12 月

【概　　要】同大学院同科より排水設備の配管（塩化ビニル製）より漏水が発見されたとの連絡があった．3 階の密封されてない放射性同位元素使用室から貯留槽への配水管のうち，ボイラー室内より水滴の音が聞こえていた．調査の結果，床に置いてあった道具箱内に 3.5 L の排水がたまっていることが確認された．なお，当日の水滴に含まれていた核種は ^{3}H で，放射能量は 1.85 MBq/mL であった．また，たまっていた排水からは放射性物質は検出されなかった．本事例について，文部科学省は当大学に対して，放射線障害防止法第 42 条第 1 項の規定に基づく報告を要求した．

【原　　因】排水設備の配管（塩化ビニル製）の劣化による放射性廃液の漏水．

【事業者の対策】
- 配管の当該箇所の計画的な交換．
- 定期的な目視点検の実施．

事例 4

【事業所名】K 大学医学部
【事故分類】湧きだし（登録されていない RI）および管理区域外使用
【発生年月】2008 年 12 月

【概　　要】同大学医学部より薬理学教室（管理区域外）の超低温冷蔵庫におい

て，放射能標識のついたバイアル瓶が発見されたとの報告があった．管理区域内の貯蔵施設内に移し保管，さらにほかの放射性物質の存在の有無を調査した．この結果，^{3}H 約 30 MBq（バイアル瓶 33 個）と ^{14}C 約 833 MBq（バイアル瓶 15 個）が新たに発見された．なお，発見された放射性同位元素は，下限数量を超えていることが判明された．

【事業者の対策】
- 全学部に対する徹底調査を実施，管理区域内使用を徹底させた．

上記の教訓をみただけでも，実験室における RI 取扱いの基本操作が徹底されていないことがわかる．管理区域外での使用禁止が強く望まれる．また廃棄物処理，排水設備の不徹底も目立つ．RI の入口（置き場）と出口（廃棄）をきちんとする，記録に残すことが大切である．これ以外の RI 不祥事，紛失事例は記録の不備という点に集約されている．

参考文献

1. 小澤俊彦，安西和紀，松本謙一郎，"放射線の科学 生体影響および防御と除去"，東京化学同人 (2012).
2. "国際放射線防護委員会の 2007 年勧告"，日本アイソトープ協会編 (2007).
3. "放射化学・放射性医薬品学"，小島周二，大久保恭仁編，朝倉書店 (2011).
4. "アイソトープ手帳 第 11 版"，日本アイソトープ協会編，丸善 (2012).
5. "放射線安全取扱の基礎 第 3 版"，西澤邦秀，飯田孝夫編，名古屋大学出版会 (2006).
6. "放射線安全管理の実際 第 2 版"，日本アイソトープ協会 (2007).
7. "放射線安全管理学 第 3 版"，森川薫，岩波茂編，医歯薬出版 (2006).
8. "研究のためのセーフティサイエンスガイド"，東京理科大学安全教育企画委員会編，朝倉書店 (2012).
9. "新人研究者・技術者のための安全のてびき"，近畿化学協会安全研究会編，化学同人 (2010).
10. 徂徠道夫ほか，"学生のための化学実験安全ガイド"，東京化学同人 (2003).
11. 鈴木直ほか，"大学人のための安全衛生管理ガイド"，東京化学同人 (2005).

7 廃棄物の取扱い

本章では，実験で生じる廃棄物の分類とその取扱いを学ぶ．特に可燃性廃棄物から火災が発生する可能性を低減し，万一の場合にも被害を最小限に食い止める方策について重点的に解説する．

7・1 実験廃棄物の分類と取扱い

大学ではさまざまな実験・研究が行われており，排出されるものも気体状，液体状，固体状など多様である．気体状のものであれば活性炭や洗浄水などを用いた除害設備のあるドラフト（ドラフトチャンバー）などにより適正に浄化し，"大気汚染防止法"を満たす状態にして排出する必要がある．また，液体状のものは濃度により，流しからの排出または実験廃棄物（廃液）として回収するなどを判断する必要がある．流しから排出できるものは大学が設置されている場所により異なるが，"水質汚濁防止法"や"下水道法"など，必ず何かしらの法令で規制を受けているため，その法令を順守できるもの以外は流しから排出してはならない．参考までに，東京都で定められている海域を放流先としている公共下水道に排出する場合の下水排除基準を表7・1に示す．海域を放流先としている東京都の公共下水道に排出する場合は，この基準を満たしていなければ排出することはできない．軽い気持ちで流しから流してしまうとそれが甚大な被害をまねくこともありうるので，流しを使うときは排水基準を確認するなどの注意が必要である．

液体状または固体状の廃棄物は"廃棄物の処理及び清掃に関する法律"により産業廃棄物と一般廃棄物に分類される．産業廃棄物とは，事業活動に伴って生じた廃棄物で，大学では，燃え殻，汚泥，廃油，廃酸，廃アルカリ，廃プラスチック，ゴムくず，金属くず，ガラス・コンクリート・陶磁器くず，鉱さい，がれき類，ばいじんの12種類が主となる．一方，一般廃棄物は事業活動に伴って生じた廃棄物で産業廃棄物以外のものと定義されている．さらに，これらの廃棄物に法令で定められている有害物質や爆発性，感染性，そのほか人の健康や生活環境にかかる被害を

7. 廃棄物の取扱い

表7・1 東京都23区下水排除基準[†1]

対象物質または項目			上限値〔mg/L〕	対象物質または項目		上限値〔mg/L〕
処理困難物質	有害物質	カドミウム	0.1	処理困難物質	有害物質 シマジン	0.03
		シアン	1		チオベンカルブ	0.2
		有機リン	1		ベンゼン	0.1
		鉛	0.1		セレン	0.1
		六価クロム	0.5		ホウ素	230
		ヒ素	0.1		フッ素	15
		総水銀	0.005		1,4-ジオキサン	0.5
		アルキル水銀	検出されないこと	環境項目など	総クロム	2
		ポリ塩化ビフェニル	0.003		銅	3
		トリクロロエチレン	0.3		亜鉛	2
		テトラクロロエチレン	0.1		フェノール類	5
		ジクロロメタン	0.2		鉄（溶解性）	10
		四塩化炭素	0.02		マンガン（溶解性）	10
		1,2-ジクロロエタン	0.04	処理可能項目	生物化学的酸素要求量	600
		1,1-ジクロロエチレン	1		浮遊物質量	600
		シス-1,2-ジクロロエチレン	0.4		ノルマルヘキサン抽出物	
		1,1,1-トリクロロエタン	3		・鉱油	5
		1,1,2-トリクロロエタン	0.06		・動植物油	30
		1,3-ジクロロプロペン	0.02		水素イオン濃度[†2]	5を超え9未満
		チウラム	0.06		温度	45℃未満

†1 "海域を放流先としている公共下水道"に排出する際の基準である．
†2 上限ではなく範囲．

生ずる恐れのあるものが含まれると，それぞれ特別管理産業廃棄物と特別管理一般廃棄物に分類される．このため，実験室から排出される廃棄物は産業廃棄物や特別管理産業廃棄物である場合が多い．なお，一般廃棄物は原則として市町村などの行政に処理責任があるが，産業廃棄物は大学のような排出事業者に処理責任が発生するといった違いがある．ここでは産業廃棄物に分類される実験廃棄物の取扱いについて記載する．

産業廃棄物は上記のとおり事業活動に伴って排出されるもので，おもに12種類ある．これは法令上の分類であり，実験廃棄物のほとんどのものがこれらのいずれかに該当することとなる．例として，アセトンやエーテルといった有機廃液は廃油（特に特別管理産業廃棄物である"引火性廃油"），廃薬品はほとんどが汚泥に分類

されるなどがある．大学でおもに該当する産業廃棄物の種類と具体例を表7・2に示す．実験室ではこのように分類する必要がある．性質が異なるものや，混合によ

表7・2　大学でおもに該当する産業廃棄物の種類と具体例

産業廃棄物	汚　泥	沈殿物，廃薬品，シリカゲルなど
	廃　油	潤滑油，切削油，溶剤など
	廃　酸	写真定着液，無機酸，有機酸など
	廃アルカリ	写真現像液，廃ソーダ液，アルカリ性廃液
特別管理産業廃棄物	引火性廃油	トルエン，エーテル，ガソリンなどの揮発油，有機液体
	腐食性廃酸	pH 2.0 以下の酸性液体
	腐食性廃アルカリ	pH 12.5 以上のアルカリ性液体
	感染性廃棄物	感染のおそれのあるもの，血液付着物，注射針など
	特定有害廃棄物[†]	・Hg, Cd, Pb, Cr(VI), As, Se, CN, 有機リンを基準以上に含むもの ・PCB，石綿を含むもの ・ベンゼン，トリクロロエチレン，ジクロロメタンなどの法定揮発性物質を含むもの

† 分類ごとに分けて回収する必要がある．

り事故が起こる危険があるものはさらに分別して回収しなければならない．実際に，廃液ポリタンクに性質が異なるものを廃棄したことによりガスが発生してポリタンクが破裂した例や，溶媒系の廃液に酸化剤を廃棄したことにより火災が発生した例もある．廃液回収のポイントとしては，

- 反応によりガスや熱を発生するものは分けて回収する．
- pH により不安定となるものは分けて回収し，安全な pH に保つ．
- 水銀は基準が厳しいため分別し，特に金属水銀を廃液に混ぜない．
- 有機物を無機系廃液に混ぜない．

などがある．このため，特別管理産業廃棄物は最低限でも，"腐食性廃酸"，"腐食性廃アルカリ"，"引火性廃油"，"法定有害揮発性物質"，"シアン"，"有害金属"に分類されることとなる．しかし，近年は安全に対する意識が向上したため，より詳細に分類する方向に進んでいる．一例として，実験廃棄物の分類についてのフローチャート（図7・1）および廃液の分類（表7・3）をあげる（ただし，これは一例であるため，各大学の分類方法などをよく確認すること）．実験廃棄物は固体，液体の別で分類され，さらにそれぞれ有害物の混入の有無や含有物の種類により分類が進んでいく．

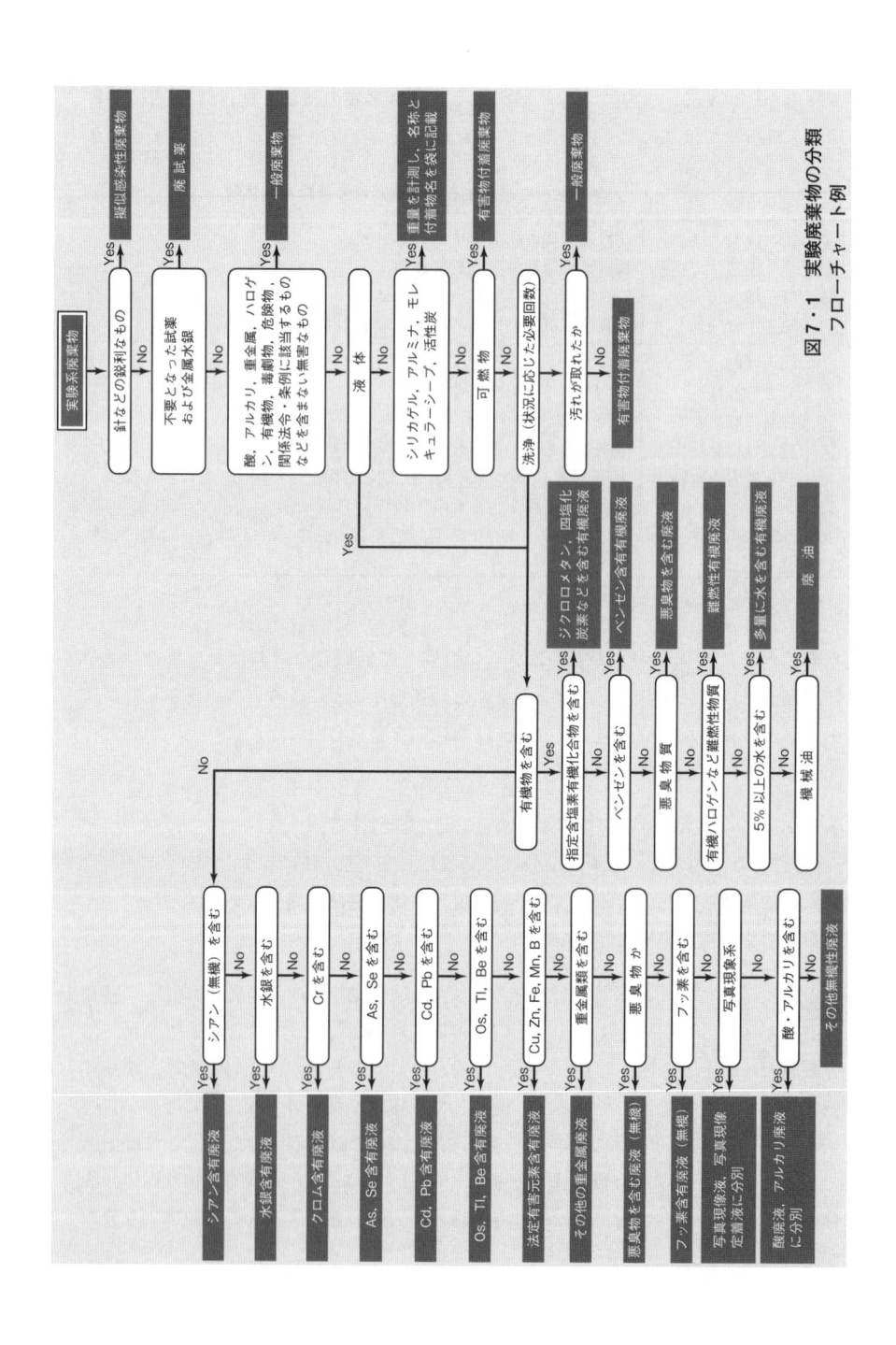

図7・1 実験廃棄物の分類フローチャート例

実験系廃棄物

- 針などの鋭利なもの → Yes → 擬似感染性廃棄物
- No ↓
- 不要となった試薬および金属水銀 → Yes → 廃試薬
- No ↓
- 酸、アルカリ、重金属、ハロゲン、有機物、毒劇物、危険物、関係法令・条例に該当するものなどを含まない無害なもの → Yes → 一般廃棄物
- No ↓
- 液体
  - No（固体）↓
    - シリカゲル、アルミナ、モレキュラーシーブ、活性炭 → Yes → 重量を計測し、名称と付着物名を袋に記載
    - No ↓
    - 可燃物 → Yes → 一般廃棄物
    - No ↓
    - 汚れが取れたか（洗浄：状況に応じた必要回数） → Yes → 一般廃棄物
    - No → 有害物付着廃棄物
  - Yes（液体）↓
    - 有機物を含む
      - Yes ↓
        - 指定含塩素有機化合物を含む → Yes → ジクロロメタン、四塩化炭素などを含む有機廃液
        - No ↓
        - ベンゼンを含む → Yes → ベンゼンを含む有機廃液
        - No ↓
        - 悪臭物質 → Yes → 悪臭物を含む有機廃液
        - No ↓
        - 有機ハロゲンなど難燃性物質 → Yes → 難燃性有機廃液
        - No ↓
        - 5％以上の水を含む → Yes → 多量に水を含む有機廃液
        - No ↓
        - 機械油 → Yes → 廃油
      - No ↓
        - シアン（無機）を含む → Yes → シアン含有廃液
        - No ↓
        - 水銀を含む → Yes → 水銀含有廃液
        - No ↓
        - Crを含む → Yes → クロム含有廃液
        - No ↓
        - As, Seを含む → Yes → As, Se含有廃液
        - No ↓
        - Cd, Pbを含む → Yes → Cd, Pb含有廃液
        - No ↓
        - Os, Tl, Beを含む → Yes → Os, Tl, Be含有廃液
        - No ↓
        - Cu, Zn, Fe, Mn, Bを含む → Yes → 法定有害元素含有廃液
        - No ↓
        - 重金属類を含む → Yes → その他の重金属廃液
        - No ↓
        - 悪臭物か → Yes → 悪臭物を含む廃液（無機）
        - No ↓
        - フッ素を含む → Yes → フッ素含有廃液（無機）
        - No ↓
        - 写真現象系 → Yes → 写真現像液、写真現像定着液に分別
        - No ↓
        - 酸・アルカリを含む → Yes → 酸廃液、アルカリ廃液に分別
        - No → その他無機性廃液

7・1 実験廃棄物の分類と取扱い

表7・3 廃液の分類方法

種類		具体例	注意事項
酸	（有害物質を含まない）酸廃液	塩酸，硝酸，硫酸など	① 酢酸などの有機酸は可燃性有機溶媒に分類する． ② リン酸はほかの酸と分けて単独で回収する． ③ フッ化水素酸は注意しながらアルカリ性とし，フッ素含有廃液に分類する．
アルカリ	（有害物質を含まない）アルカリ廃液	水酸化アルカリなど	④ 高濃度の酸・アルカリは個別に回収保管する．ただし，原液は適度に希釈すること． ⑤ 重金属や有害物質を含んでいる場合は，そちらのタンクに入れる． ⑥ 少量の酸・アルカリ廃液は専用のポリバケツ中で和し，万能試験紙で中和を確認した後，流しに廃棄してもよい．
有機性廃液	可燃性有機廃液	エーテル，酢酸エチル，アセトニトリルなど	① 回収保管の際は，火気に注意する． ② 沸点が低い溶媒（エーテル，石油エーテル，アセトアルデヒド，酸化エチレンなど）は5Lの廃液容器に密閉保管して，こまめに廃液回収に出す． ③ 発火，爆発などの危険性のあるもの（ポリニトロ化合物，メチルヒドラジンなど）および反応性の高いもの（酸塩化物など）は混入させない．
	廃油	ロータリーポンプや油浴の油など	① グリース，固形油脂は担当部署へ確認する． ② シリコンオイルは焼却処理後の扱いが困難であるため必ず別容器に回収し，シリコンオイルである旨を明記する．
	ベンゼン含有有機廃液	ベンゼンを含むもの	ベンゼンは法律で定められた有害物質であるため，個別回収が義務づけられている．
	難燃性有機廃液	クロロホルムなどのハロゲンを構成元素にもつ有機物質．ただし，トリクロロエチレン，テトラクロロエチレン，ジクロロメタン，四塩化炭素, 1,2-ジクロロエタン, 1,1-ジクロロエチレン, 1,2-ジクロロエチレン (cis体, trans体), 1,1,1-トリクロロエタン, 1,2,2-トリクロロエタン, 1,3-ジクロロプロペンは除く．	① 少量の有機塩素化合物を非塩素系有機溶媒に溶かした廃液もこの分類で回収する． ② ジメチルスルホキシド，二硫化炭素などの硫黄原子を構成元素にもつ有機物質もこの分類で回収する．

廃液の分類方法 (つづき)

種類	具体例	注意事項
有機性廃液（つづき） ジクロロメタン，四塩化炭素などの指定有機塩素化合物を含む有機廃液	指定有機塩素化合物は次のもの．トリクロロエチレン，テトラクロロエチレン，ジクロロメタン，四塩化炭素，1,2-ジクロロエタン，1,1-ジクロロエチレン，1,2-ジクロロエチレン（cis 体，trans 体），1,1,1-トリクロロエタン，1,2,2-トリクロロエタン，1,3-ジクロロプロペン	① 左記物質は法律で定められた有害物質であるため，個別回収が義務づけられている． ② 洗浄液も回収する（状況に応じて必要な回数洗浄する）．
多量に水を含む有機廃液	水溶性有機物などが溶け込んだ水溶液など 高濃度の有機物が溶けている水溶液など	5% 以上の水溶液が含まれているものはこの区分で回収．
無機性廃液 水銀含有廃液	塩化第二水銀，ジフェニル水銀など	① 水銀を微量でも含むものはすべて回収する． ② 金属水銀は含めない．廃試薬として回収する． ③ 洗浄液も回収する（状況に応じて必要な回数洗浄する）．
クロム含有廃液	クロム化合物，クロム酸塩，重クロム酸塩など	① クロム酸混液の廃棄では水で希釈した後，回収する． ② 六価クロムの場合もメタノールなどで還元する必要はない． ③ 洗浄液も回収する（状況に応じて必要な回数洗浄する）．
ヒ素，セレン含有廃液	亜ヒ酸，二酸化セレンなど	① 法律に定められた，きわめて有害な廃液のため，必ず回収保管する． ② 洗浄液も回収する（状況に応じて必要な回数洗浄する）．
カドミウム，鉛含有廃液	塩化カドミウム，酢酸鉛など	① 法律に定められた，きわめて有害な廃液のため，必ず回収保管する． ② 洗浄液も回収する（状況に応じて必要な回数洗浄する）．
オスミウム，タリウム，ベリリウム含有廃液		① 法律に定められた，きわめて有害な廃液のため，必ず回収保管する． ② 洗浄液も回収する（状況に応じて必要な回数洗浄する）．
その他の法定有害重金属含有廃液	銅，亜鉛，鉄，マンガン，ホウ素を含む廃液	① 回収保管する． ② 洗浄液も回収する（状況に応じて必要な回数洗浄する）．
その他重金属含有廃液		① 回収保管する． ② 洗浄液も回収する（状況に応じて必要な回数洗浄する）．

廃液の分類方法 (つづき)

	種類	具体例	注意事項
無機性廃液（つづき）	シアン含有廃液	シアン化カリウム，シアン化ナトリウム，フェロシアン化物，フェリシアン化物など	① 必ずpH 11以上のアルカリ性にして回収する． ② 洗浄液も回収する（状況に応じて必要な回数洗浄する）．
	写真現像液	アルカリ性	現像液と定着液は別々に回収保管する．混ぜると反応して危険．
	写真現像定着液	酸性	
	フッ素含有廃液	フッ化水素，フッ化カリウムなど	① フッ化水素酸はアルカリ性とする． ② 洗浄液も回収する（状況に応じて必要な回数洗浄する）．
	その他の無機系廃液	上記以外の無機物を含む廃液．リン酸塩，含窒素化合物もこの分類で回収	流しに廃棄できる実験排水は食塩，硫酸ナトリウム，炭酸アルカリ，炭酸水素アルカリなど．排出基準項目に該当する元素やイオンを含む廃液は流しに廃棄してはならない．
その他	悪臭物を含む廃液	メルカプタンなどの硫黄系悪臭物質，トリメチルアミン，スチレンなどの悪臭物質 　　有機系	① 有機・無機に分けて回収する．
		無機系	② 密閉できる容器に回収保管する．

　また，生物系実験では感染性廃棄物についても気をつけなければいけない．感染性廃棄物とは，感染または感染の恐れがあるものが含まれている，もしくは付着している，またはその恐れがあるものであり，基本的には形状，排出場所，感染症の種類で判断される．医療機関などから排出されるものが主となるが，大学などから排出される廃棄物にも同様のものがあるために医療機関廃棄物と見分けがつかないことが多い．このため，注射針やメスなどの鋭利なもの，血液付着物や体液付着物，病原性微生物実験に使用されたものなども専用容器に封入して感染性廃棄物とする必要がある．実験廃棄物についてはほかにも，有害物などを含むものは事故を未然に防止する観点から分類回収する．有害金属などのように元素や価数により処理方法が異なるものもあるので分類は適正に行う．さらに，シアンを含むものはpH 11以上のアルカリ性としてシアンガス（青酸ガス）の発生を防ぐ．以上のように，実験廃棄物の取扱い方法はその含有物によって非常に多岐にわたることを気にとめておかなければならない．

　法令順守，事故防止の観点から，実験者・研究者おのおのが実験廃棄物を適正に分類し，さらに安全対策を施したうえで排出しなければならないことを念頭において実験・研究を行わなければならない．

7・2 可燃性廃棄物の処理保管

　第四類危険物として分類される可燃性有機溶媒を含む廃棄物は，そこから揮発する可燃性蒸気に着火し，火災をひき起こす危険性が高いので，安全に管理し，容器の転倒や破損などで漏出した場合には適切に対処する必要がある．

　特殊引火物（ジエチルエーテルなど）や第一石油類（ヘキサンなど）の含有率が高い可燃性廃液のタンクは，実験室中，場所を決めて設置する．水を含む場合も，有機溶媒と水が共沸する場合にはかえって大気中における有機溶媒の蒸気圧が高くなる場合があるので同様に扱う．ポリエチレン製の 20 L タンクに貯蔵する場合が多いが（図 7・2 a），さらにステンレス製容器などに収納するとよい（図 7・2 b）．満杯の廃液タンクは室内や廊下に放置せず，直ちに所定の廃液庫（保管場所）に移送する．金属製の一斗缶（石油缶）は腐食により穴が空く可能性があり，一時的保管であっても可能な限り避ける．

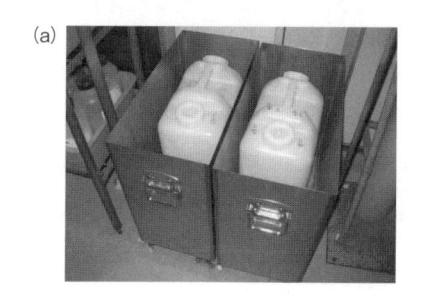

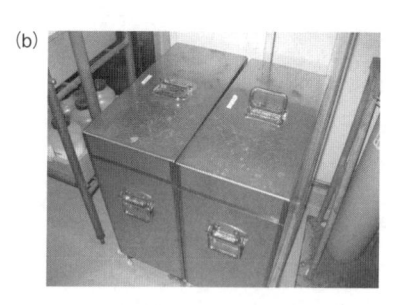

図 7・2　可燃性廃液の保管

● **廃液保管場所からの揮発**

　廃液タンクの密栓の常時確認を徹底する．実験台上の一時保管（500 mL 瓶に，漏斗を置いて回収する，図 7・3）については，中身をこまめに捨てる．

　ロータリーエバポレーター使用時は，受器を十分に冷却する必要がある．受器が十分に冷却されていないと，受器側から蒸発し，いたずらに冷却管で還流するばかりである．フラスコの溶媒留去が終了したら，直ちに常圧に戻し，受器にたまった廃液を保管場所に捨てること．さらに，真空ポンプ（ダイヤフラムポンプなど）の排気には必ず溶媒が含まれているため，常圧側にもデュワー瓶を用いた冷却トラップでさらに溶媒を除去する（図 7・4）．これが不十分か，あるいは開放時に吹き飛ばしている可能性がしばしばある．この問題への対処として，ドライアイスの残量

7・2 可燃性廃棄物の処理保管

をこまめに点検する．さらに，おのおのの冷却トラップの中身もこまめに保管場所に捨てる必要がある．

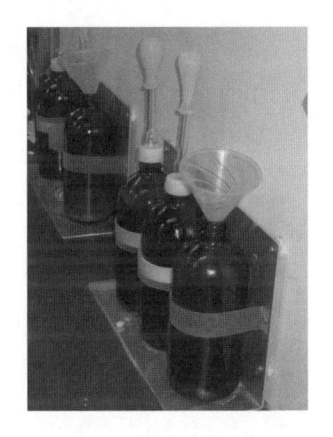

図7・3 廃液一時保管瓶

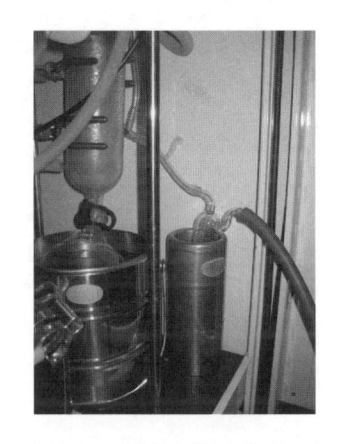

図7・4 受器および冷却トラップ

ロータリーポンプなどの高真空ポンプを用いて有機溶媒を留去する場合，ポンプへの溶媒流入を防ぐため，蒸発部分とポンプの間に必ず冷却トラップを入れる．冷却トラップの冷媒としては，ドライアイス-アセトンがよく用いられるが，使用後放置すると，可燃性で非常に揮発しやすい溶媒であるアセトンが蒸発し火災の危険があるので，より高温でよいものは，エチレングリコールなどを代用する．また，低温が必要なものについては，可能な限りイソプロピルアルコールを代用する．この際，デュワー瓶に溶媒を入れた上にドライアイスを充填するが，溶媒の飛散に注意し，通常は"ふた"をしておく．使用後はきちんと保管し，また水分量が多くなったものなどは必要に応じて適切に廃棄する．

冷媒の冷却に液体窒素を用いる際は，可燃性溶媒との併用に細心の注意を払う．-100 ℃以下を達成するための冷媒として，しばしば n-ペンタンが用いられるが，使用後は液体窒素，ペンタンともに速やかに蒸発させる．液体窒素を入れたデュワー瓶の口が開いていると空気が流入し，その中に含まれる酸素が液化するので，長時間放置された液体窒素は，かなりの部分が液体酸素に置換されている．そのようなデュワー瓶には，絶対に可燃性の溶媒を注ぎ足してはならない．温度が上昇すると，有機溶媒と高濃度の酸素が直接混和された状態から発火する可能性が高くなる．これを可燃性廃液保管場所に捨ててしまうと，大規模な火災の原因になる．

水洗後の器具をアセトンですすいでドライヤーなどで乾かす方法がしばしば用いられるが，ポリエチレン洗浄瓶に入れたものでは可塑剤が溶出しており，アセトンそのものも長時間放置すると，分子間アルドール反応によりジアセトンアルコールやメシチルオキシドを生じることがある．このような溶媒ですすぐのは，含水廃液を著しく増大させるのみならず，かえって器具を汚染することになり，避けた方がよい．また，アセトン洗浄後，乾熱乾燥機に直接入れて引火した例もある．

クロマトグラフィー用シリカゲルの充填には，湿式法を用いることが多いが，シリカゲルは表面積がきわめて大きく，有機溶媒の揮発が非常に激しいので，充填で余った溶媒を含むシリカゲルを実験台などに放置しないこと．使用するシリカゲルの量を正確に計量し，余分なシリカゲルを出さないことが重要である．クロマトグラフィー分離終了後の廃シリカゲルも同様である．冷却トラップをつけた吸引装置を用い溶媒を十分に除去した後（図7・5a），廃棄物処理施設に移送するまでは，廃シリカゲル容器に密閉して保存する（図7・5b）．

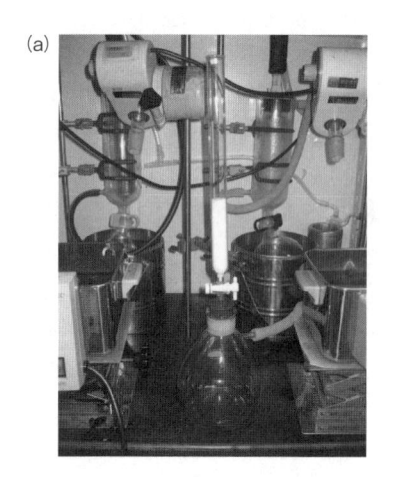

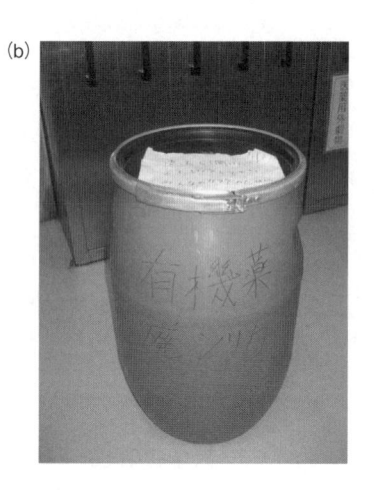

図7・5 廃シリカゲルの処理

廃液の移し替え・廃棄物処理業者への受渡しの際は，意識と装備・服装が大切である．安全確保のため，実験中と同様，作業に集中する．飲食や喫煙は厳禁である．

服装は長袖の白衣とし，万が一の火災の際，やけどの被害軽減のため，決して袖はまくらない．白衣は身を守るためにあるので，ボタンをしっかりとかける．浴衣のような着方では，かえって事故の原因になる．長い毛髪は，直接反応容器や試薬

に触れて非常に危険であるばかりでなく，かき上げる動作によって，前述のような汚損事故が起こりやすい．男女問わず，必ず後ろで束ねておく．

　サンダルなどのつま先が露出する履物は，試薬器具などが直撃して大けがをする恐れがあるので，実験中の使用は厳禁である．かかとの高い靴なども，床に溶媒や油類などがこぼれている場合に転倒の危険性が高いため，厳禁である．

　作業中，最も守るべきものは"目"である．これはほかのものをもって替えることが絶対にできない．アルカリ，酸，酸化剤などは，少量でも失明する危険がある．よって，作業中は必ず保護眼鏡を着用する．保護眼鏡は，決して頭の上の飾りではない．うっとうしいと思ってもわずか数時間の我慢で，一生のための安全が守られることを自覚されたい．自分が作業や実験をしていないときも，周囲から危険な試薬，器具の破片などが飛散することがあるので，実験室内，廃液庫への往復経路では着用を徹底する．通常の眼鏡をかけている場合も，保護眼鏡を上から着用する．有機溶媒がかかると，プラスチックレンズは溶けてしまう．コンタクトレンズ着用者は，異物が混入した際に特に危険なため，保護眼鏡を常用すること．

7・3　廃液排出時の危険性の低減化

　有機溶媒を使用する実験室で，換気が十分に確保できない場合，裸火の使用は避けるべきである．実験室内完全禁煙はもちろんのことだが，ガスバーナーを用いるのは，おもに薄層クロマトグラフィー分析に用いるキャピラリー作製などのガラス細工であろう．使用時は可燃物を近づけず，ドラフトなどの使用状況を確認して，可燃性蒸気発生源の下流にならないように注意する．

　金属ナトリウムや有機金属などが，水・酸素と接触して発火する危険性は高い．金属ナトリウムなどは，ドラフト内で安全性に注意して取扱う．また，ブチルリチウムやアルキルアルミニウムなどの有機金属試薬も同様である．ドラフト内で試薬瓶をクランプなどで固定し，アルゴンなど不活性気体を充填した風船から，注射針によってセプタムキャップ内へ誘導し，加・減圧に注意しながら採取する．残留分の分解は，安全性に考慮し，ドラフト内または安全な屋外にて，t-ブチルアルコール，エタノールなどを適切に作用させて行う．万一に備え，あらかじめドラフト内から可燃物を除去しておく．

　廃液中で，酸化剤と酸化されやすい（燃焼しやすい）溶媒などを直接混合した場合にも，温度が急激に上昇する．

事例1 ジョーンズのクロム酸試薬調製時の事故が報告されている．無水クロム酸（非常に強い酸化剤，消防法で定められた第一類危険物）を水に溶かそうとした際に，アセトンが入ったポリエチレン洗浄瓶の中身を水と間違えて直接混和し，爆発的に燃焼して火柱が立ち上った．

ガスと熱の急激な発生は，反応の停止（クエンチ）操作の際にも起こる．大量スケールの反応停止には，特に注意を要する．一般に反応容器は，首の部分が容器の体積に比較して細く，蓄熱しやすいので，反応容器内に停止液を注入することは極力避ける．

事例2 水素化アルミニウムリチウムを用いた還元反応の反応停止時に，反応容器内に水を一挙に注入して爆発火災が発生した．

特別な場合を除いて，停止液に反応溶液を注ぐべきである．その際，停止液は口の広い容器，たとえばビーカーなどに入れ，必要ならば周囲から冷やしておく．三角フラスコなどの口の狭い容器に停止液を入れてクエンチすることは危険である．

7・4 毒性や刺激性をもつ気体が発生する可能性とその防止策

化学種を混合すると起こりうる化学反応を，紙のうえできちんと理解しておくことが第一の前提である．有毒ガスは，次のような場合に予期せず発生しやすいので注意する．

- 反応で過剰に用いた試薬のクエンチや廃試薬の処理時．廃試薬の処理は，どのような場合でも必ず教員監督のもとで行う．廃試薬を無理に研究室で処理する必要はなく，業者委託が可能であることを認識する．
- 反応や試薬の蒸留に用いた器具を，流しで不用意に洗浄しようとすると，水や空気と反応して有害な気体が発生する場合がある．
- 反応を考慮すると，やむをえず有害な気体が発生する場合がある．このようなときは，反応は必ずドラフト内で行い，さらに実験室の窓も開けて，十分に換気する．必要に応じ，ガスマスクなどを装着する．
- 液体アンモニアなど，ボンベに入ったものを使用する場合は，ドラフト内で行うだけでなく，調圧弁や配管から漏出がないか，十分に点検してから行う．この場合も，換気に注意する．教員が不在で，万一，有毒ガスが発生した場合には，直

ちに連絡が取れるよう，あらかじめ連絡先を確認しておく．このような場合には，窓などを開けて速やかに退避し，近隣の研究室の教員や大学院生などにも連絡して，退避を誘導する．

8 実験室の基盤設備

8・1 熱源の安全取扱い

熱源は字のごとく熱を発する源であるので、やけどや火災に注意しなければならない．

8・1・1 熱源機器の安全取扱いにおける基本的な注意

- 万が一の引火の危険性を回避するために、熱源機器周囲には可燃性溶媒はもちろんのこと、固体の可燃物（紙類など）も絶対に置かないこと．
- 熱源機器（器具乾燥器以外）は、水がかからない場所に設置すること．
- 電源コードが機器本体に接触していないことを確認する．機器の外側も高温になっていることがあるので、電源コードが熱で焦げるか、場合によっては溶けることもあるので注意が必要である．
- 電気容量（許容電流）を確認し、それにあった電源、プラグ、ソケット、ヒューズであることを確認すること．
- 使用開始時に機器の動作確認を行い正常に作動することを目視で確実に確認する．どのような機器でもはじめの動作確認は必要であるが、特に熱源機器の場合は不具合による発火・火災の危険性が大きいので、この確認は重要である．
- 使用中は原則として現場を離れない．熱源機器による発火・火災事故のほとんどが使用中に現場から離れているときに起こっている．使用中、ずっとつききりでなくてもよいが、頻繁に熱源機器を確認する必要がある．
- 使用後は機器本体の電源を切り、コードもソケットから抜くことを日頃から習慣づけておかなければならない．
- やけどしないよう注意が必要であるが、万が一に備えて、流水で冷やせる場所を確認しておく．やけどした場合は何よりも、患部を冷やすことが重要である．

8・1・2 マントルヒーター

薬学領域で用いるマントルヒーターは通常、有機溶媒の蒸留に使用されるもの

で，一般的なジャケットヒーターとは異なっている．上げ蓋を付けて使用すると効率的であるが，これを用いるとフラスコ内の確認ができない．ナス型フラスコの大きさに合わせて，0.5, 1, 2 L用などサイズはいろいろあるが，ビーカー用のマントルヒーターもある．ヒーター部分は無石綿ガラス繊維とニクロム線を編み込んだもので，そのまわりを保温・断熱材で覆った構造になっている．近年では自動温度調節器がついている．薬学領域で使用するものでは最高温度は 400 ℃ 程度のものが多い．複数の溶媒混合液の精留・分留に用いる場合，ナス型フラスコの上部に冷却管などを接続して，精留・分留した溶媒を回収するので，装置全体が転倒しないようにしっかりと固定すること．また，溶媒がなくなって，空だきになるとガラスの加熱が進んで危険である．電源を切ってもマントルヒーターはすぐに温度が下がらないので注意が必要である．蒸留中はそばにずっといることはないが，長時間現場を離れることなく，目の届く範囲でほかの実験をすべきである．

8・1・3 油 浴

油浴（オイルバス）は水の代わりに油を熱媒体として用いる恒温装置である．油なので，100 ℃ 以上の加熱ができる．油にはシリコンオイルを用いるのが一般的である．シリコンオイルは不燃性であり，消防法でいう危険物ではないので，安全に使用できる．通常 250 ℃ まで加熱が可能である．100 ℃ 以上に加熱している状態では，水が入ると油が飛び散る．加熱したてんぷら油に水を垂らすと油が飛んでやけどすることがあるが，油浴でも同じである．水が油浴中に垂れないように十分に注意する必要がある．

また，ヒーター部分がなく，投げ込み式ヒーターを用いて加熱するものもある．この場合，投げ込み式ヒーターの温度調節は電圧調整器（スライダック）で行うが，スライダックの電圧は徐々に上げていくようにしなければならない．

8・1・4 ドライブロックバス

水浴（§3・5・2）や油浴とは異なり，熱媒体に金属ブロックを用いた恒温装置である．金属ブロックはアルミブロックが一般的である．通常 300 ℃ までの加熱が可能である．種々の試験管を加熱するため，種々の大きさの穴があいたブロックが用意されている．ブロックは取外しができるので，試験管の大きさにあった穴のブロックを装着して用いる．このブロック交換は使用後ブロックの温度が十分に下がってから行うこと．ブロックは見た目では加熱していることがまったくわからな

いので，触ってやけどをすることがある．

8・1・5 乾熱滅菌器

乾熱滅菌器には，電気滅菌式とガス燃焼滅菌式がある．通常，ピペッターなどのガラス器具をステンレスケースあるいはアルミホイルで覆って，それを150℃以上の高温で滅菌するので，滅菌後のケースなどによるやけどに注意が必要である．十分に冷却したのを確認してからケースなどを取出すようにしなければならない．電気式の場合は温度制御およびタイマーが設置されているので，安全性は高いが，ガス式では温度計を見ながら燃焼調節しなければならず，十分な注意が必要である．また，いずれの場合も滅菌器内に可燃性の物を絶対に入れてはいけない．

8・1・6 高温乾燥器

高温乾燥器はおもにガラス器具の乾燥に用いられる．過熱防止装置がついているが，最高温度が数百度になるものもあり，かなりの高温であるので，高温乾燥器に関しては以下のような注意が必要である．

- 乾燥終了後は十分に冷却してから，ガラス器具などを取出すこと．
- プラスチック製品の乾燥には絶対に用いてはならない．
- ガラス器具を洗浄後，高温乾燥器に入れてから加熱すること．前もって加熱してから濡れたガラス器具を入れないこと．
- 可燃性溶媒を使用したガラス器具を乾燥する場合，洗浄なしで乾燥器に入れてはならない．洗浄済みであれば溶媒が残っていないことは当然であるが，念のために溶媒臭がないことも確認してから乾燥器に入れること．
- 乾燥器には防爆型もあるが，そもそも爆発する可能性のあるものを入れてはならない．
- クロロホルムは不燃性溶媒であるが，これを使用したガラス器具はクロロホルムを確実に除去し，風乾，洗浄後に乾燥器に入れること．

8・1・7 ヒーター

実験器具ではないが，冬季に暖房目的でガスまたは電気ヒーターを研究室で使用することがある．しかし，これらを実験室で使用することはきわめて危険であることを認識すべきである．特に可燃性有機溶媒を使用する実験室では厳禁である．ゼミ室などでのガスヒーターの使用も不完全燃焼による一酸化炭素（CO）中毒の心

配がある．COは無臭であるので，中毒に気がつかないことが多い．電気ヒーターは中毒の心配はないが，火災の危険性はガスヒーターと同じである．いずれも，ヒーターの周囲には可燃物を絶対に置いてはいけない．また，ヒーターをつけたまま長時間部屋を空けることは厳禁である．

その他の実験器具については，第3章，第4章を参照．

8・2 高圧ガスボンベの安全取扱い
8・2・1 はじめに

高圧ガスを取扱う場合，高圧ガス保安法の規制を受ける．この法律は"高圧ガスによる災害を防止するため，高圧ガスの製造，貯蔵，移動その他の取扱いおよび消費ならびに容器の製造および取扱いを規制するとともに，民間事業者および高圧ガス保安協会による高圧ガスの保安に関する自主的な活動を促進し，もって公共の安全を確保すること"を目的としている．

高圧ガスボンベは事故が起こると死傷者が出る危険性が高いので，取扱いには十分な注意が必要である．そこで，各大学では高圧ガスの安全取扱いマニュアル，安全管理ガイドラインなどを作成し，事故の防止に努めている．しかし，マニュアルやガイドラインがあってもそれだけでは事故を防止することはできない．事故の防止には，まず充填ガスの性質に関する知識を身につけることが大切であるが，何よりも初心者は高圧ガスボンベの取扱い経験のある人にその取扱い方をよく教わることが大切である．また，万が一の事故に備えて各大学では事故対策マニュアルなどを作成している．

8・2・2 高圧ガスの定義と圧力単位

a. 高圧ガスの定義 高圧ガス保安法で規制される高圧ガスの定義は以下のようになっている．

1) 常用の温度において圧力が1メガパスカル（1 MPa）以上となる圧縮ガスであって現にその圧力が1 MPa以上であるものまたは温度35℃において圧力が1 MPa以上となる圧縮ガス（圧縮アセチレンガスを除く）．
2) 常用の温度において圧力が0.2メガパスカル（0.2 MPa）以上となる圧縮アセチレンガスであって現にその圧力が0.2 MPa以上であるものまたは温度15℃において圧力が0.2 MPa以上となる圧縮アセチレンガス．

3) 常用の温度において圧力が 0.2 メガパスカル（0.2 MPa）以上となる液化ガスであって現にその圧力が 0.2 MPa 以上であるものまたは圧力が 0.2 MPa 以上となる場合の温度が 35 ℃ 以下である液化ガス．

4) 前号に掲げるものを除くほか，温度 35 ℃ において圧力 0 Pa を超える液化ガスのうち，液化シアン化水素，液化ブロムメチルまたはその他の液化ガスであって，政令で定めるもの．

b. 圧力単位 気圧とは気体の圧力のことで，海面上での標準大気圧を 1 気圧としている．圧力の単位はパスカル（Pa）である．$1\,Pa = 1\,N/m^2$ すなわち，$1\,m^2$ 当たり 1 N（ニュートン）の力が作用する圧力が 1 Pa である．1 気圧は約 1013 ヘクトパスカル（hPa）である．ヘクトは 10^2 の単位なので，$1013\,hPa = 1013 \times 10^2\,Pa = 0.1013 \times 10^6\,Pa = 0.1013\,MPa$（メガパスカル）である．すなわち，1 気圧 ≒ 0.1 MPa となる．そこで，1 MPa は約 10 気圧，0.2 MPa は約 2 気圧ということになる．

圧縮ガスは 1 MPa 以上であるので，圧縮ガスボンベは 10 気圧以上の圧力になる．また，液化ガスは 0.2 MPa 以上であるので，液化ガスボンベは 2 気圧以上の圧力になる．アセチレンガスボンベの場合も 2 気圧以上ということになる．

8・2・3 高圧ガスボンベと充填ガス

a. 高圧ガスボンベ ボンベとは気体・液体を貯蔵・運搬する際に用いられる完全密閉容器のことである．高圧ガスボンベは高圧ガスの定義にあるガスを密

表 8・1 高圧ガスボンベの色分け

ボンベの色	充填ガス
黒 色	酸素ガス
赤 色	水素ガス
白 色	液化アンモニア
黄 色	液化塩素
緑 色	液化炭酸ガス
褐 色	アセチレンガス
灰 色	その他のガス（窒素，メタン，プロパン，ヘリウム，アルゴン，一酸化炭素）

閉する JIS 規格の鋼でできたつなぎ目なしの一体成型ボンベで，高圧ガス取締法による耐圧試験，気密試験に合格したものである．高圧ガスボンベは高圧ガス取締法

に基づく容器保安規則により容器検査を受け,刻印をしなければならない.刻印は容器製造業者および検査実施者の名称の符号,充填すべき高圧ガスの種類,内容積,容器検査に合格した年月などである.また高圧ガスボンベには定期検査が義務づけられている.

b. 高圧ガスボンベの色分け　高圧ガスボンベは容器保安規則によって充填ガスの種類により,ボンベ本体の塗装色が決められている.すなわち,一目で何のガスボンベか見分けがつくように表8・1のように色分けされている.

c. 充填ガスの状態　気体状態のものは圧縮ガスで,液体状態のものは加圧液化ガスである(表8・2).圧縮ガスは通常,14.7 MPaの圧力で充填されている.14.7 MPaは気圧単位にすると約147気圧の高圧である.

表8・2　充填ガスの種類と状態

ガスの状態	充填ガス
気体（圧縮ガス）	窒素,メタン,ヘリウム,アルゴン,酸素,一酸化炭素
液体（加圧液化ガス）	アセチレン,アンモニア,塩素,プロパン,二酸化炭素（炭酸ガス）

d. 充填ガスの特性　表8・3に充填ガスの種類と特性をまとめる.

表8・3　充填ガスの特性

ガスの種類	定義・特性	具体例
可燃性ガス	空気中の爆発限界が10%以下のガス,あるいは爆発限界の上限界と下限界の差が20%以上のガス.ほとんどが単独では燃焼爆発せず,空気などの支燃性ガスと一定の割合で混合すると燃焼爆発する.容器には赤文字または赤地に白文字で"燃"の文字が表示されている.	水素,アンモニア[†1],アセチレン,一酸化炭素[†1]
支燃性ガス	ほかの物を燃やすガス.可燃性ガスとの混合は燃焼爆発の危険性があるので十分に注意しなければならない.	酸素
毒性ガス	恕限（じょげん）量[†2]が200 ppm以下のガス.容器には黒文字で"毒"の文字が表示されている.	塩素,一酸化炭素[†1],アンモニア[†1]
不活性ガス	自身も燃焼せず,かつほかの物質を燃焼させる性質をもたない.	窒素,炭酸ガス,アルゴン,ヘリウム

†1　一酸化炭素とアンモニアは可燃性ガスでもあり毒性ガスでもあるので,"燃"と"毒"の両文字が表示されている.
†2　その雰囲気のなかで健康な成人が8時間の軽作業をしても影響を与えない最大量のことで,許容濃度と考えてよい.塩素では5 ppm,一酸化炭素およびアンモニアでは25 ppmである.

8・2・4 高圧ガスボンベのバルブと安全弁

a. ボンベバルブの開閉　高圧ガスボンベにはガスを密閉するためのバルブが取付けられている．このボンベバルブの開閉に関して，バルブの開閉を行うスピンドル弁のネジが，ガスの種類により右ネジと左ネジに分けられていることに注意しなければならない．ヘリウムと可燃性ガス（アンモニアを除く）の場合は左ネジ，その他は右ネジである（表8・4）．右ネジの場合はスピンドル弁を左回し（反時計回り）に回すとバルブが開き，右回し（時計回り）で閉じる．一方，左ネジの場合はスピンドル弁を右回しに回すとバルブが開き，左回しで閉じる．すなわち，右ネジ，左ネジというのはバルブを閉めるときの回し方が右か左かということである．

表8・4　充填ガスの種類とスピンドル弁のネジの種類

ネジの種類	充 填 ガ ス
右ネジ （時計回りで閉じる）	炭酸ガス，塩素ガス，窒素，酸素，アルゴン，アンモニア
左ネジ （反時計回り閉じる）	ヘリウム，可燃性ガス（アンモニアを除く）

b. ボンベバルブの安全弁　ボンベに異常な圧力がかかった場合，充填ガスを放出し，爆発を防ぐためにボンベバルブに安全弁が取付けられている．安全弁はバルブ内のボンベからガス出口の経路の途中，ガス出口の反対側に取付けられてお

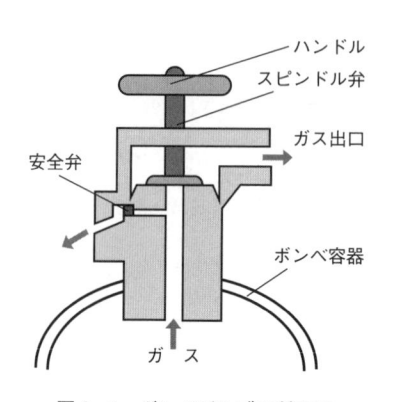

図8・1　ボンベバルブの断面図

り，スピンドル弁が閉じられているときにボンベの圧力が異常になり，爆発の危険があるときに充填ガスを外へ逃がす（図8・1）．

8・2・5 レギュレーターと圧の調整

a. レギュレーター 高圧ガスボンベからガスを取出し使用する場合，まず減圧しなければならない．減圧しないでボンベバルブを開くと高圧ガスが噴出する．ボンベバルブのスピンドル弁を一挙に開放すると，その噴出力によって，ボンベが固定されていなかった場合はロケットのように飛ぶこともある．またボンベを固定していても，ボンベからのガスの噴出は危険である．可燃性ガスの場合は火災の危険性，毒性ガスの場合は中毒死の危険性，不活性ガスの場合でも窒息死の危険性がある．ボンベからガスの噴出を防ぎながら，使用圧力に微調整するのはボンベバルブの操作だけでは難しい．

そこで，ボンベバルブには調整弁を取付けて高圧ガスを減圧し，低圧化されたガスの流量を調整して使用する必要がある．ここで用いられる**圧力調整弁**を**レギュレーター**という（図8・2）．ガスボンベ自身のバルブ（**一次圧力調整バルブ**）であるスピンドル弁を経由して流出するガス出口にレギュレーターを接続して用いる．まずは一次圧力調整バルブで放出ガス圧を調整し，次にレギュレーターの入り口側バルブ（**二次圧力調整バルブ**）で使用するガス圧に調整するという2段構えにしている．最終的にガスを流出させる出口側バルブ（**ストップバルブ**または**出口バルブ**）が取付けられているが，これは圧力の調整用ではなく，あくまでも最終的にガスを出すか出さないかを決定するバルブである．

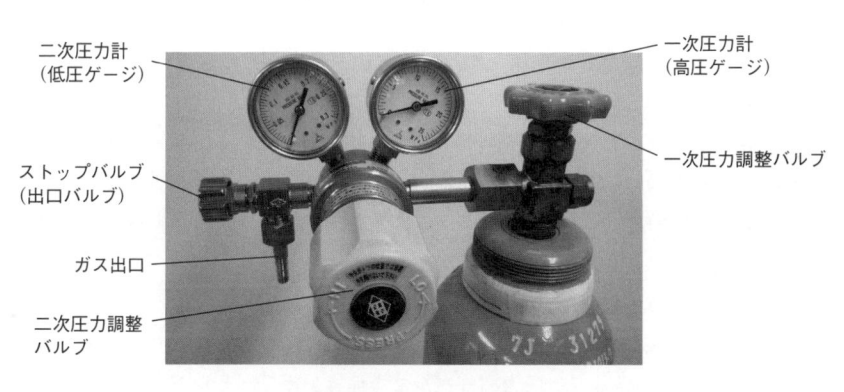

図8・2 レギュレーター

b. 圧力ゲージ レギュレーターには一次圧力調整バルブを開いたときの圧力を表示する一次圧力計（高圧ゲージ）と二次圧力調整バルブを開いたときの圧力を表示する二次圧力計（低圧ゲージ）がある．高圧ゲージはガスボンベ内の圧力を

示しており，一次圧力調整バルブを開くと圧力が指示される．この指示によりボンベ内のガス残量を知ることができる．低圧ゲージは実験に用いる圧力を指示するので，二次圧力調整バルブの開閉で使用圧力に調整する．

c. レギュレーターの取付け方

① レギュレーターを取付ける前に，まず使用するガスボンベを確認し，そのガスの性質と注意事項を再確認する．

② レギュレーターの接続部にゴミなどが付着していないことを確認する．

③ テフロンテープを雄ネジに巻くとよい．

④ 接続部のネジには右ネジと左ネジがある．一般に可燃性ガスは左ネジでその他のガスは右ネジであるが，ヘリウムガスの場合は左ネジである．また酸素ガスの場合には，ガスの出口が雌ネジになっている．

⑤ ボンベの雄ネジに対してレギュレーター側の雌ネジ部が水平になるように位置を合わせて接近させる．

⑥ 両ネジ部の連結は袋ナットで行うが，このとき，両ネジが水平の位置関係になっていることをよく確認する．

⑦ 両ネジの位置が適切であることを確認し，両ネジ部を片手で押し当てながら，もう片方の手で袋ネジを締めていく．このとき，袋ネジがスムーズに回らない場合は，いったん袋ネジを緩めて，両ネジの水平接続を再度確認してから，再び手で袋ネジを締めていく．

⑧ 袋ネジを手で回してこれ以上締められないところで，今度はモンキースパナなどでさらに締めつけていく*．

⑨ レギュレーターの取付けが終わったら，ボンベとレギュレーターの接続部のもれ（リーク）検査を行う．石けん水でリーク検査を行うのが簡単でよい．このリーク検査は二次圧力調整バルブを閉じた状態で一次圧力調整バルブを開いて行う．

d. レギュレーターによる使用圧力の調整手順と終了手順

① 二次圧力調整バルブを閉めて（反時計回りに回して，空回りするような状態まで回して）おき，一次圧力調整バルブを開き，ボンベとレギュレーターとの接続部での漏れがないことを確認する．漏れの確認は，ボンベバルブをいった

---

* ⑦，⑧で袋ネジがスムーズに回らない場合に無理にねじ込むと，ネジ山が潰れ，接続部からのガス漏れやネジ金属破片によるレギュレーターの故障の原因となり，ボンベバルブまたはレギュレーターの交換が必要になってしまうことがある．

ん閉めて，高圧ゲージの圧が低下しないかを見る．漏れがある場合は点検し，ネジの締め直し，またはパッキンの交換などを行う．

② 次に，改めて圧力調整手順をふんでいく．まず二次圧力調整バルブが閉まっている（反時計回しで空回し状態になっている）ことを確認してから，一次圧力調整バルブを開く．この状態で，しばらく高圧ゲージの指示値が変化しないことを確認する．

③ 次に，二次圧力調整バルブを右回しに回し，いったん回りづらくなったところから，さらに回すと二次圧力調整バルブが開いて，低圧ゲージの指示値が上がってくる．そこで，二次圧力を目的の圧（通常1〜2気圧）に調整する．この状態でしばらく両ゲージの指示値が変化しないことを確認する．

④ 二次圧力調整後は低圧ゲージを確認しながら，ストップバルブを左に回して機器などに接続しているチューブにガスを流し，使用する．

⑤ ガスの使用を終了するときは，使用する手順の順番にバルブを操作すると間違いがない．まず，一次圧力調整バルブを閉じ，高圧ゲージの指示値がゼロになることを確認する．次に，レギュレーターの二次圧力調整バルブを左に回して，空回りするような状態まで回して，低圧ゲージの指示値がゼロになることを確認する．最後にストップバルブを閉じる．

8・2・6 高圧ガスボンベの安全取扱い

a. 経験者と一緒に 高圧ガスボンベをはじめて取扱う者や不慣れな者は必ず経験者の指導のもとで取扱い，決して一人で扱ってはならない．高圧ガスボンベの取扱いに十分に習熟してから一人で取扱うようにしなければならない．

b. ガスの性質を理解する 高圧ガスボンベに充填されているガスの性質（可燃性，支燃性，毒性）を十分に理解しておくことが大切である．可燃性ガスの場合は，今一度，周囲に火気や可燃物がないか確認をすることが大切である．毒性ガスの場合は，防毒マスクを用意しておくべきである．

c. ガス漏れ対策 特に小さな実験室にガスボンベを設置する場合は，ガス警報器や酸素濃度計を設置すべきである．毒性ガスを使用する場合は防毒マスクを準備しておくこと．

d. ボンベの設置場所 高圧ガスボンベは直射日光を避けて設置しなければならない．直射日光にさらされているとボンベの温度が上昇し，ボンベの圧力が増大するので危険である．通常の圧縮ガスは約147気圧であるが，ボンベが40℃に

なると約170気圧にもなってしまう．また，金属腐食性薬品および可燃物がない場所に設置することは基本的条件である．ガスの漏えいがあった場合を考えて，換気設備のある部屋に設置することも基本である．

e. 火気厳禁　充填ガスが可燃性であるか否かに関係なく，高圧ガスボンベの周辺は火気厳禁である．また，可燃物を周囲に置かないように注意する．

f. ボンベの固定　地震対策の一環として，高圧ガスボンベの転倒防止には十分な注意が必要である．高圧ガスボンベが転倒しバルブが外れると，ガス噴出によりボンベが跳躍し，重大な事故が発生する恐れがある．また，ボンベ転倒により足の甲や指を骨折することもある．ボンベの転倒防止策は必ず講じておかなければならない．そのためには，ボンベを専用架台にセットして固定するのが基本である（§9・5）．専用架台はボンベキャスターを兼ねているものもある．さらに，その架台やキャスター自身の転倒防止に，壁にアンカーを打込んで，チェーンで架台・キャスターを固定すると完璧である．また，ボンベ転倒によりボンベバルブやレギュレーターが外れた場合，ボンベの跳躍がなくても，毒性ガスや可燃性ガスの噴出による中毒や火災あるいは炭酸ガスや窒素ガスによる窒息の危険性もあるので，ボンベ転倒には十分に注意する必要がある．

g. ボンベ床置きの禁止　高圧ガスボンベは縦置きとし，絶対に床に横置きしてはならない．予備ボンベを床に寝かせておくことも同様に危険である．物の落下により，ボンベバルブが緩みガス漏れが起こる可能性があるばかりか，単純に人がボンベにつまずいて転倒する危険性もある．万一，ボンベバルブが外れた場合，横置きしていると，ボンベがロケットのように飛しょうする可能性がある．幸い死傷者は出なかったものの，過去に横置きボンベが数十メートルも飛しょうしたことが報告されている．

h. ボンベ運搬の注意　高圧ガスボンベ納入時の運搬は納入業者に任せるべきである．どうしても自分たちでボンベの運搬をしなければならない場合は，専用キャスター（二輪手押し車）を用い，ゆっくりと運搬する．そのとき，キャスターにボンベが確実に固定されていることを確認すること．また，バルブ保護キャップが確実に取付けられていることを確認することも大切である．ボンベ運搬中にバルブ保護キャップが脱落したり，ボンベそのものの落下により，足の甲や指を骨折することがあるので注意が必要である．また，方向転換する場合，ボンベがキャスターごと転倒することがあるので十分に注意が必要である．このようなボンベの転倒・落下により，ボンベバルブが外れるとボンベの跳躍，毒性ガスや可燃性ガスの

噴出などが起こるので，運搬は慎重に行わなければならない．

i. ボンベの交換　高圧ガスボンベの交換時には当然，ボンベの色，表記のガスの種類が同じであることを確認しなければならない．ボンベの交換は納入業者に行ってもらうか，もしくは立ち会ってもらうようにすることが望ましい．しかし，自分たちで交換する場合は，経験豊富な人と一緒に行うべきである．また交換後，連結部からガスの漏えいがないことを確認することも大切である．ガス漏れがあると，火災，中毒，酸欠などの事故につながるので，ガス漏れの確認は確実に行わなければならない．

　高圧ガスボンベの交換における注意事項として，ボンベのガスを完全に使い切らないで交換すること，すなわち，ボンベ内圧を少し残しておいて交換することもあげられる．なぜならば，ボンベ内圧が残っていれば，空気がボンベ内に侵入することを防げるので，万一，空気がボンベ内に侵入し，引火・爆発する危険性を回避できるからである．

j. バルブ操作　高圧ガスボンベのネジは可燃性ガス（アンモニアを除く）およびヘリウムガスは左ネジ，その他はすべて右ネジであるので，開閉時にはその点を注意すること．安全弁はボンベ爆発防止に特に重要であるので，バルブ操作時に衝撃を与えたり，触ったりしてはならない．ボンベの一次圧力調整バルブの開閉がコック式の場合は，ガス使用時においてもレンチなどの操作ハンドルをつけたままにしておくべきである．なぜならば，緊急時に速やかにコック式を閉められるようにするためである．

　すべてのバルブ操作で，過度の締め過ぎには要注意である．締め過ぎが原因の故障が多くある．

k. 使用後の注意　使用後はボンベの容器の一次圧力調整バルブを完全に閉める．長期間使用しない場合はレギュレーターを外しておくべきである．

8・2・7　事故時の注意

a. ガス漏れがあった場合
- まずは高圧ガスボンベの充填ガスの種類を確認する．そのうえで，毒性ガスなのか可燃性ガスなのかその他のガスなのかを判断する．また，できればガス漏れの時期と規模を判断できると，その後の対処に役立つ．さらに，直ちに換気ができるかどうかの判断も重要である．
- 毒性ガスの場合はすぐには近づかないこと．状況を判断し，大学の事故対策マ

ニュアルに従って対処するが，防毒マスクは必ず着用すること．
- 可燃性ガスの場合は火気厳禁であることを十分に認識すること．電気のスイッチは絶対に入り切りしないこと．火花で燃焼・爆発する恐れがある．
- 炭酸ガスの場合は換気することが重要であるが，小さな実験室の場合，窒息する危険性があるので，すぐには近づかず，状況を判断してから，換気を行うこと．液化ガスは漏れると体積が数百倍に膨張するので，小さな実験室ではすぐに酸欠になってしまう．また，炭酸ガスの噴出では凍傷になることもあるので，手袋（皮手袋を用意しておくべきであるが，短時間ならば軍手でもよい）でバルブを閉めること．
- 不活性ガスの場合も，毒性や火災の危険がないからといって安心してはいけない．噴出したガスにより酸欠状態になる危険性がある．
- 圧縮ガスの圧力は 14.7 MPa もあるので噴出すると強烈な噴射になり，ボンベが動く可能性があるので，動くようであれば安易に近づいてはいけない．
- 漏れたガスボンベのバルブを閉めにいく場合は，バルブを閉めることによりガスの噴出が止められるのかどうかを判断する必要がある．むやみにバルブを閉めにいかないこと．
- 万一，漏れたガスに引火した場合（ただし，実験室全体に火が回った場合は除く）は，粉末（ABC）消火器の有効距離内であれば発火箇所の消火を試みる．消火ができたとしても，ガス漏れは続いているので，安易にボンベに近づかないこと．
- いずれにしても，身の安全が第一であるので，危険と感じた場合は，その時点で逃げることが重要である．
- ガス漏れがないように日頃からの安全取扱いを徹底しておくことが重要であるが，万一の場合に備えて，対処の仕方を訓練しておくことも重要である．

b. 地震が発生した場合

地震が起こっても転倒しないようにボンベを固定しておくことが大切であるが，大きな地震でボンベが転倒することもあるので，地震発生時には以下の点に注意すべきである．
- 地震発生直後にボンベのそばにいた場合は，ボンベバルブを閉め，ボンベから離れる．緊急時にバルブを素早く閉めることを日頃から訓練しておくべきである．
- 地震発生時にボンベから離れていた場合は，ボンベの転倒で足などをけがする危険性があるので，無理にボンベを押さえようと近づかない．

- ボンベ転倒により，ボンベバルブやレギュレーターが外れたり，機器との接続配管が外れ，ガス漏れが生じた場合は，前述のガス漏れのときと同じ対応をする．
- 地震が収束したら，状況を確認する．ボンベ転倒，配管などの切断がないと認められても，ボンベバルブが閉まっていない場合は，余震が起こる可能性があるため速やかに閉める．
- ガス漏れの場合と同様に，身の安全が第一であるので，危険と感じた場合は，その時点で逃げることが重要である．

事例 東日本大震災では大学実験室内の高圧ガスボンベが転倒したことが多く報告されたが，幸いボンベによる大きな事故はなかった．また，建物が免震構造の大学では震度6強にもかかわらず高層階においてもボンベ転倒は皆無であった．ボンベの転倒防止の固定は重要であるが，そもそも建物に地震対策が施されているかどうかが一番重要である．

8・3 電気機器の安全取扱い

8・3・1 はじめに

　電気機器は安全に取扱わないと感電や火災をひき起こす危険性がある．電気火災の原因で最も多いのは配線系・配線器具によるものである．意外ではあるが，電気機器本体による火災は配線系・配線器具によるものに比べ非常に少ない．配線系からの火災はコードの損傷によるもので，配線器具による火災とはコンセント関係の火災である．感電は漏電によるものであるが，電気火災と同様に十分に予防が可能であるので，機器の安全な取扱いを徹底することが大切である．

8・3・2 電気機器の安全取扱いの基本的注意

　大学における電気機器の安全取扱いに関する学生・研究者のやるべきことは，機器そのものの取扱いは当然であるが，その他，電源・電線コードおよびそれらのコンセントへの接続までである．その先の配電盤・分電盤および建屋の配線などの安全管理・取扱いおよび維持管理は，大学の管理課などの管轄であり，学生・研究者が勝手に行ってはならない．これらの安全管理・取扱いおよび維持管理は資格をもった電気工事関係の専門業者に任せなければいけない．
　電気機器の取扱いに関しては，まずは説明書をきちんと読んでから行うことで，安全性を確保すべきである．また，使用電圧・電流は電気コードやコンセントの許

容量を超えないことを確認してから使用することが大切である．電源コードやテーブルタップは定格電流以下で使用することを心がけなければならない．コードおよびコンセントは常に目視で安全性を確認する必要がある．また，使用していない機器は本体の電源を切ることは当然であるが，コードをコンセントから外しておくことを忘れてはならない．

8・3・3 感電事故に注意
1 感電事故の原因と予防

電気機器による感電事故のおもな原因は漏電である．

a. 電気機器本体の漏電による感電　電気機器本体の漏電による感電は，定期点検（メンテナンス）を行っていれば防ぐことができる．ただし，素人による漏電の確認はかえって危険である．特に大型機器の場合はメーカーあるいは納入業者とメンテナンス契約を結んで，漏電の確認をはじめ定期点検をすべきである．

b. 配線系の漏電による感電　配線系の漏電は日頃からの目視点検で防ぐことができる．特に老朽化した配線系の場合はこのメンテナンスが重要である．しかし，電気機器および配線系の耐用年数も考えてあまりにも老朽化したものは使用すべきではない．

c. 電気機器修理中の感電　まれではあるが，電気機器の修理中に感電することがある．これは本体の電源の切り忘れおよび電源コードをコンセントから外さずに修理を行うことで起こる．これは単純ミスであるが，さらに素手で修理を行った結果，感電することもある．また電源が切ってあってもバッテリーやコンデンサーから電流が流れ感電することもある．いずれにしても，電気機器の修理は納入業者およびメーカーの技術者に任せるべきで，素人が行うべきではない．

2 感電事故時の対応

電気機器による感電事故時にはまず，電源を切ることが重要であるが，安易に機器に触れてはならない．十分に状況を確認して，本体の電源を切ることおよび電源コードをコンセントから外すことができるかどうかを判断しなければならない．これらを行う場合も絶対に素手で行ってはならない．ブレーカーを切るのが一番よいが，配電盤の中の該当するブレーカーがわからないことがあるので，ブレーカーはどの機器の配線系なのかを日頃から確認しておく必要がある．ただし，ブレーカーも感電事故などの緊急時以外は触れてはいけない．また，このような緊急時に配電盤，分電盤の扉を開けられるように，その扉の前に物を置いてはいけない．また，

機器本体のみならず，感電している者にも素手で安易に触ってはいけない．自分も感電してしまうことがあるので，危険である．感電事故が起こった場合，すみやかに大学の管理課，防災センター，健康管理センターなどへ連絡することが重要である．

8・3・4 漏電火災に注意

漏電火災は電気機器からの出火，配線・コードからの出火，およびコンセント接続部からの出火に大きく分けられる．電気機器からの出火は機器の老朽化による内部漏電がおもな原因である．配線・コードからの出火は，折り曲げ・挟み込みによる配線・コードの損傷によるものである．コンセント接続部からの出火は，"ほこり"や"たこ足配線"が原因である．漏電火災を防ぐには，何よりも電気機器の日頃からの点検と安全取扱いが大切である．

1 電気コードの折り曲げと挟み込みに注意

ジュール熱は電気抵抗物質に一定時間電流を流すときに発生するので，電気コードに電流が流れると必ずある程度のジュール熱が発生する．コードの電気抵抗が大きくなると，ジュール熱は増大し，発熱する．また，コードの断面積に応じた許容電流があり，それを超えるとジュール熱が増加する．コードが異常に発熱し，絶縁体の許容温度を超えると溶け（ビニールは60℃），漏電火災につながる．

a. 電気コードの折り曲げに注意 コードを折り曲げると電気抵抗が大きくなる．その電気抵抗が大きくなった部分に電流が流れるとジュール熱が増大するので，コードが過熱し想定以上に温度が上昇し発火することがある．またコードを折り曲げると内部の銅線の断線が起こることがある．電気コードの中の銅線は1本ではなく，何本もの素線があわさっている．その素線が何本も切れると残りの素線に流れる電流が多くなり，コードの断面積の許容電流を超え，ジュール熱が増加する．これにより発火することがある．

コードを持ってコンセントからプラグを引き抜くことを繰返すとコードが損傷し，折り曲げと同様に，素線の断線がひき起こされるので，コードのプラグを持ってコンセントから引き抜くようにすべきである．

b. 電気コードの重量物による挟み込みに注意 コードに過大な圧力を加えると電気抵抗が大きくなり，ジュール熱が増大するので，重量物によるコードの挟み込みには注意が必要である．また，挟み込みにより，絶縁体の損傷や劣化をひき起こし，ショートする危険性もある．コードの配線は床をはわせると，配線に足を

引っかけたり，椅子などのキャスターで何度もひいたりすることがあるため，これを避ける．

　　c. **電気コードを束ねたままで使用しない**　　コードを束ねたりコイル状に巻いて使用すると電気抵抗が大きくなりジュール熱の発生が増加するので，使用する場合はなるべくコードを伸ばした状態にしておく．

❷ たこ足配線の禁止

コンセントの数よりも電気機器の数が多くなると，テーブルタップなどを用いて一つのコンセントに多数の機器を接続することになる．このような配線を"たこ足配線"という．これは漏電，火災の原因となることがあるので，たこ足配線は極力避けるべきであろう．もともとの電源確保に計画性がなかったことが，たこ足配線の原因であるが，実験内容の変更や充実などにより，当初の計画よりも電気機器が多くなることはよくあることである．しかし，コンセントには許容電流が決められているので，たこ足配線をすると許容電流以上の電流が流れてしまい，コンセントが発熱し，最悪の場合，火災が起こることがある．多数の電気機器を接続しておくことがやむをえない場合は，スイッチつきのテーブルタップを用いて，同時に多数の機器を使用しないで，使用する機器のみのスイッチを入れるように決めておくとよい．いずれにしても，コンセントの許容電流を超えないようにすることが一番重要である．

❸ ソケット・プラグの接続の注意

コンセントに直接接続するコーナータップやテーブルタップは接続が緩みやすいので，露出したプラグの刃にほこりが付着し火災が発生することがある．また，単にコンセントへのプラグの挿入が不十分である場合も同じことが起こる．このコンセントとプラグの隙間にほこりなどがたまって，ショートすることを**トラッキング現象**といい，これにより火災が発生することがある．コンセントとプラグの接続部分が機器や棚などの裏側にあって，常時見えないようになっていると，ほこりがたまっているのがわからないので，このような配置は避けるべきである．やむをえずこのような配置になった場合は，常にコンセントとプラグの接続部のほこりを除去することを怠ってはならない．これらを行えばトラッキング現象を防ぐことは十分に可能である．

❹ トラッキングの防止策

トラッキングはプラグの刃にほこりがたまり，そこに湿気が加わると両刃間でショートし漏電火花が発生することが原因で起こる．この火花により電導性の高い

グラファイトが生成すると，それが新たなトラック（導電路）になる．トラッキングでは新たな電気の通り道（回路）ができたことになるので，通常ブレーカーは落ちない．

常時コンセントに差した状態の電源ケーブルに関しては，トラッキング火災防止の対策を十分に施すべきである．また，コンセントの近傍に金属や液体がある場合にも注意が必要である．

ほこりの多い場所で使用するテーブルタップに関しても注意が必要である．以下にトラッキング現象の防止策を列挙する．

- コンセントの位置と掃除：なるべく高い位置にコンセントを設置すべきである．すでに設置されているコンセント位置が低い場合は，プラグとコンセントの間にほこりがたまらないように定期的にプラグを外して掃除をすべきである．トラッキングを防ぐには，この掃除が一番である．
- 絶縁カバーつきプラグの使用：プラグの刃の根元部分に絶縁体でコーティングした絶縁カバーつきプラグを用いることでトラッキングを防止することができる．
- プラグほこり防止カバーの使用：シリコンゴムでできたプラグほこり防止カバーをプラグに差し込み，コンセントに差すとプラグとコンセントの隙間がなくなりトラッキングを防止することができる．
- トラッキング防止ブレーカーの使用：トラッキングを感知して遮断するブレーカーもあるので，これを導入するのも効果的である．
- 未使用コンセント口に安全キャップ（コンセントカバー）を施す：長期間使用していない電気機器のコードのプラグはコンセントから外し，コンセントカバーを装着しておくとよい．

5 漏電火災事故が起こったときの対応

火災の原因となっている箇所の電源を，ブレーカーを切るなどして速やかに遮断する．被災者がいたら救出を試みる．また，消火器を使って初期消火を試みる．このとき，決して水は使わずに，粉末（ABC）消火器あるいは二酸化炭素消火器を用いること．また火災を発見した場合，速やかに大学の管理課，防災センターなどへ連絡することが重要である．

9 緊急時の対応と防災対策

　2011年3月に起こった東日本大震災で，実験室の震災対策の重要性がクローズアップされた．現場でまさに九死に一生を得た教員・学生の貴重なコメントが多数報告されており，テキストとしてそれらの指針に従うべきである．筆者らの実験室は東京都内中心部のビルの9階に位置しており，その視点から，都市部の大学の実験室における日頃の注意点について，本章を通じ喚起したい．

9・1　緊急時における可燃性溶媒や廃液の取扱いと訓練

　緊急時に備え，実験にかかわるすべてのメンバーを対象とする"安全のきまり・指針"を研究グループごとに策定し，新メンバーが入る年度はじめなどに，全員に対し安全教育を実施すべきである．有機化学の研究室に特有の危険が予想される器具，装置，操作について解説し，実例をふまえ，事故の予防・対処法，注意点について説明を行う．さらに，防災演習を行うことが望ましい．また，学生にとってはじめての実験作業や事態が発生するたび，教員が自ら実演・指導するべきである．

　さらに，安全作業手順を画一化し徹底する．可燃性有機溶媒を含む廃液の移し替え，瓶など保管容器の破損，火花の発生や反応の暴走に対する作業・対処の手順を定め，全員に周知徹底する．教員不在時における安全責任者を定め，責任と権限の範囲を定めておく．教員不在時は，この安全責任者の指揮下に行動することが大切である．

　教員は，学生を厳しく指導し事故防止に努めなければならないが，万一事故が起こった際に情報の隠ぺいが起こらないよう常日頃から学生の言うことに先入観なく耳を傾け，学生が話しやすい雰囲気をつくることも重要である．また同一の研究グループのみならず，ほかの研究室の教員・スタッフにも，気軽に声をかけられるようにしておく．

● 可燃性有機溶媒を含む廃液が漏出した場合の手順例

　① あらかじめ"実験室内防災缶"を準備しておく．実験室内防災缶（ステンレ

ス缶で，ふたがついたもの．これに溶媒吸収剤，軍手3組，ペーパータオル類をいっぱいに入れておく）は実験室内に少なくとも2箇所配備する（図9・1）．

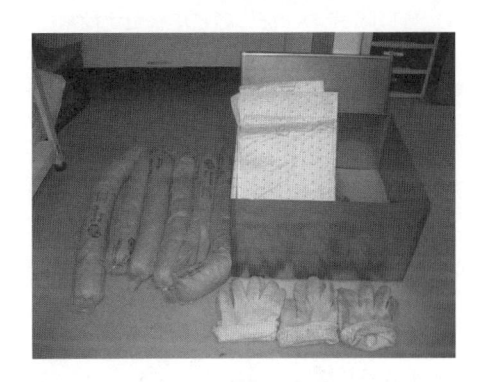

図9・1　実験室内防災缶

② 何か起こったときには，まず，"廃液がこぼれた"など，大声を上げて周囲に状況を周知させる．同時に着火した場合などは本人が動転し声を上げられないことがあるので，周囲が大声を上げる．
③ 保護眼鏡，長袖の白衣着用を確認する．
④ 換気する．
⑤ 可能ならば，配電盤で，実験室内，特に当該実験台および周辺の電源を切る．
⑥ 実験室内防災缶を用意する．
⑦ 消火器（炭酸ガス消火器が望ましい）を用意する．
⑧ 防災缶に備えつけの吸収マット，ペーパータオルなどで廃液をふく．瓶が割れた場合には，破片ごと静かにふきとり，防災缶に入れふたをする．
⑨ ドラフト内で穏やかに蒸発させる．
⑩ ごく少量の可燃性廃液などが机の上にこぼれ，ペーパータオルやトイレットペーパーなどでふいた場合には，そのままドラフト内で穏やかに蒸発させる．
⑪ 作業終了後，少なくとも5分間は電源の再起動を行わず，室内の換気を続行する．

　大学は規定や内規などに基づき，学部・学科単位で定期的に防災訓練を行うべきであるが，他方では研究室ごと，日常をともにするメンバーによる防災演習が，非常時における現場で大きな力を発揮する．仮想的な演習としては，たとえば研究室メンバー全員に，最初は役割分担を決めさせ，次のようなロールプレイングをさせ

る．適当な距離・間隔に人員を振り分け，特定の実験台で"水の入ったガラス瓶容器"を故意に落下または転倒させ，"廃液がこぼれた"など，大声を上げるところから訓練を始め，各自，自分がその状況に応じて果たす役割を判断し対応する．訓練後，指導者からメンバー全員に行動の適切さ，迅速さなどについてフィードバックする．

9・2 災害時の救急措置

災害発生時，最も重要な要件の一つは，避難経路が確保されていること（§9・6），そして研究室メンバーの安否の把握（§9・8）である．

災害に伴い実験装置が破損したり，強い振動などで反応容器の内容物がこぼれた場合，§7・4に示したような反応暴走やクエンチが一挙に起こり，火災にいたらなくとも，人体に有害な化学物質を含む反応混合物を浴びたり吸込んだりする事故が起こりうる．

その場合は，一般的には直ちに水道流水でよく洗ってから適宜対処するが，目に薬品が入った場合にはたとえ少量でも，直ちに水道流水で15分以上洗眼する．口に入ったときは直ちに吐出し，水でよく口内をゆすぎ，うがいをする．地震などの場合，給水圧力が徐々に低下し最終的には止まる場合が多いので，後述のやけどとともに最優先とする．

地震などの災害に伴う火災発生に際しては，直ちにガスの元栓をすべて閉める．ガスが一時的に止まっても，復旧時に噴出，再度火災が発生する危険性が高い．身体に引火していない場合には，まず周囲の引火物を撤去し，しかる後に防炎マットをかけるか，たたき消すか，消火器を使って消火する．身体に引火した場合には，本人が告げられないことが多いので，周囲が大声を上げて教員などを呼ぶ．本人を床に倒し，火をたたき消すことを最初に試みる．その間に周囲に協力を要請し（警備室・保健管理部門への連絡など），周囲はそれに従うこと．

やけどの場合，軽度ならば水道流水で15分程度冷やす．この温度の水で15分程度冷やすと，軽度なやけどでは変性した皮膚のタンパク質の再構成が起こり損傷が最小限に食い止められる可能性がある．氷水などを使用すると，温度が低すぎてこのような効果は期待できず，かえって血行障害が起こることがある．とにかく，やけどを負ったら，教員や保健管理部門に申し出ること．程度によっては，即座に消毒して外科・皮膚科などを受診した方がよい場合がある．

9・2 災害時の救急措置

　災害時には破損したガラス器具，出入り口や収納庫のガラス扉などで深い切り傷を負う可能性が高く，ビーカー，フラスコ，試験管，パスツールピペットなどあらゆる物品に注意する．乾燥機や引出しの中で粉砕している場合もあるので，半開きになっているような場合，決してむやみに手を突っ込まない．

　ガラスでけがをした場合には，まず破片を取除き，流水で洗う．傷口が大きいときには止血して病院に行く．ガラスの小片が目に入ったときは，手でこすってはいけない．破片で静脈や動脈を切断するという重大事故をひき起こすこともある．動脈を切ったときは，傷口から体に近い位置で止血して，直ちに医師の治療を受ける．他人に直接傷口を圧迫してもらう，直接止血が最適である．動脈を切っていない場合は，傷口をきれいな流水でよく洗い，傷口を消毒した後強く押さえて，医師の治療を受ける．

　災害時はあらゆる電気機器の電源を切り，電源プラグを抜く．大規模な地震や火災などの災害時には，一時的かつ強制的に停電することが多いが，上述のガスと同様復旧時が危険である．たとえば，反応容器を加熱する油浴（§8・1・3）など，災害時には油が振動でこぼれ，ヒーターが空中にむき出しになっていることがしばしばあるので，その場合は直ちに電源を切る．

　また，TLC板の検出用の電熱器を加熱している場合，電源復旧時には多くの可燃性物質が気化，充満している恐れがあり着火源にならぬよう，電源プラグは必ず抜いておくこと．さらに，高電圧を使用する等電点電気泳動や大電流を必要とするウエスタンブロット法の電気泳動装置も，機器の絶縁不良につながる損傷が考えられるので，復旧した際，片づけ作業において予期しない感電に注意する．

　人体に有害な気体（§7・4）や，支燃性気体を含む高圧ガスボンベ（§8・2）は災害の際転倒しないようあらかじめ厳重に固定しておく必要がある．転倒してレギュレーターが破損すると，閉止不能に陥ることがある．圧力調整バルブを開けている場合も，ガスを二次側から取出していないときは，一次側の元栓をこまめに閉めておくこと．

　地震の際，非常に危険な装置機器の一つに遠心分離機があげられる．この機械はバランスが大切である（§4・8・2）．遠心力を高めるために，ローターが重くつくられている．重いローターが高速で回転中，地震で偏心し装置が壊れると大きな事故が起こる恐れがある．地震の際は，まずは機械から遠ざかることが生命のために重要である．低速でもスイング式ローターはバランスの喪失が起こりやすいので，日頃から円滑な回転確認，注油を怠らないようにする．

9・3　平常時からの備え：実験室内における，物品・可燃性有機溶媒保有量のダウンサイジング

　安全対策の根幹の一つとして，資産の盲目的維持から脱却する必要がある．研究・実験室の限られたスペースを有効に活用し，万一の際の避難経路の確保に努めなければならない．まず，試薬係を設定し，在庫状況を把握する．近年，多くの研究室では試薬在庫がデータベース化されており，優れたソフトウェアも市販されている．検索可能なシステムが有効に機能する一方で，不必要なものや移動困難なものが多数残されていることも多い．保管場所さえきちんと登録されていればそれでよい，という無責任な在庫が有効に使うべきスペースを圧迫しがちで，とにかくいらないものはもたないという方針を徹底すべきである．

　試薬注文量，在庫保持の盲目的維持からの脱却も大切である．溶媒は1缶開けたら必ず注文，塩酸，硫酸なども1瓶注文のようにマニュアル化されていると，発注・納品の際に何らかのミスが発生した場合，気がつかないうちに大きな在庫を保持し，スペースを圧迫してしまうことがある．一斗缶で購入した溶媒を蒸留しガロン瓶に分注するシステムも，研究グループが大人数で消費が早い場合には有効に機能するが，分離独立などで研究グループのサイズが小さくなると，頻度が圧倒的に減少し，技術も廃れ，有効スペースが圧迫される場合が多い．

　スペースを圧迫するもう一つの要因は，器具や装置の在庫であり，これも大いに考慮すべきである．研究テーマが変遷すると不要な装置・機器が発生するが，教員は"いつかまた復活"とそのときだけ思い，捨てることができない．大抵の教員は，研究費が乏しい頃を経験してきたので，消耗品にいたるまで使い捨てを嫌い，幾度となく洗っては再利用した．しかし，上記と同じく研究グループのサイズが小さくなると，大人数使用に対応していたころ生じたリサイクル品の在庫を大量に抱えてしまうことがある．

9・4　可燃物の収納，移し替え操作など

　一斗缶溶媒（18 L）については，消防法で指定された数量を順守のうえ，専用の溶媒保管庫（室）に置く．一部を実験室に置く場合には，許容される範囲内で実験室内保管庫に収納する（図9・2）．下記手順に従ってガロン瓶に移して使用するが，予備の在庫は実験室内に置かない．

　ガロン瓶は，安全な保管庫に保管する（図9・3）．ガロン瓶を一時的に床に置い

9・4 可燃物の収納，移し替え操作など　　127

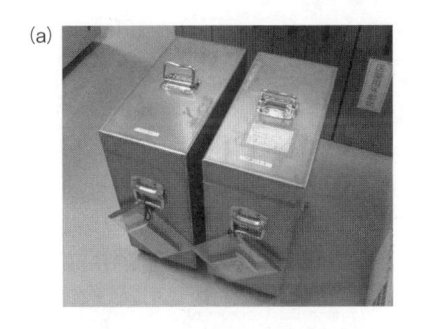

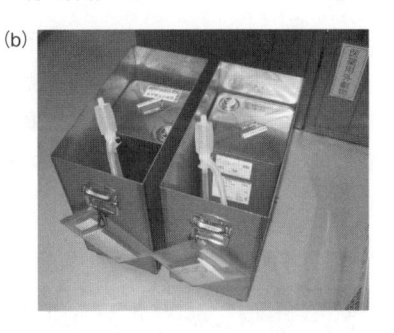

図 9・2　実験室内保管庫　(a) ふたを閉めた状態．(b) ふたを開けた状態．

ている間や，床の近くに保管してあるものを取出した際に破損する場合が多い．多くの場合，水平方向に取出す，あるいは移動する際に転倒破損しているため，保管場所から斜め上方に引き上げるような操作で取出せるようにする．移し替えの場所も，プラスチックバットなどを用意して，破損，漏出防止のための安全を確保する．

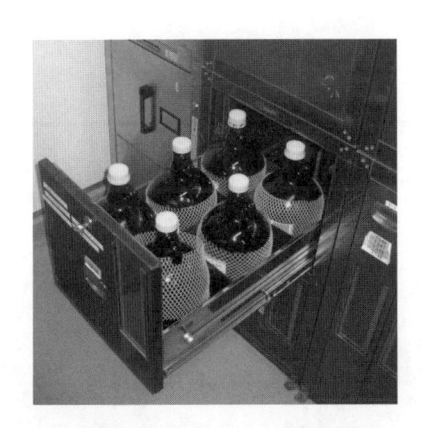

図 9・3　ガロン瓶の保管庫

500 mL の試薬瓶は，試薬庫内で適切に管理する．実験台に移した際には，安全ネットなどで保護する．

● 可燃性有機溶媒の移し替えに関する手順例
　① 保護眼鏡，長袖の白衣着用を確認する．
　② 換気する．

③ 実験室内防災缶（§9・1）を用意する．

　ガロン瓶などから試薬瓶やポリ洗瓶などに移す場合，移し替えの場所は，専用スペース（移し替え用のバット上，図9・4）に限り，漏斗を適切に用いる．床では決して行わない．溶媒缶からガロン瓶に移す場合，移し替えの場所は，専用保管庫の中に限る（図9・5）．

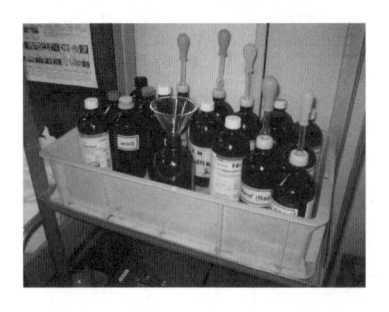

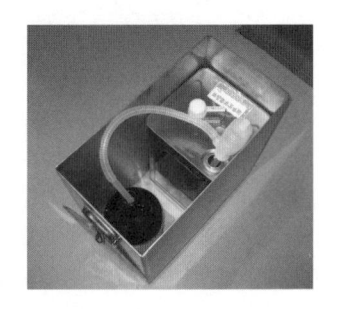

図9・4　移し替えの専用スペース例　　図9・5　溶媒缶からガロン瓶への移し替え

9・5　装置・器具などの固定

　あらゆる装置・器具はアンカーボルトなどで壁・床などに固定する．壁固定に際しては，モルタルの下地が直接コンクリートの場合は，アンカーボルトを打込んで

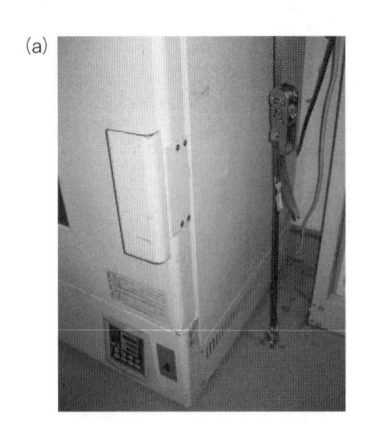

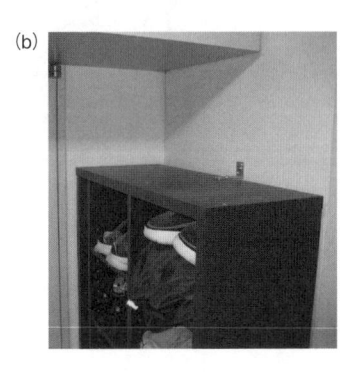

図9・6　装置・器具などの固定

そこに固定する．壁とアンカーボルトで固定できないような乾熱乾燥機，冷蔵庫などは，床にアンカーボルトを打込み，ベルトで固定する（図9・6a）．壁・床など

9・5 装置・器具などの固定

に固定してあっても，冷蔵庫や戸棚などが，地震で倒れたり，滑り出したりして，出入り口をふさぐような設置は厳禁であり，それを防止すべく上部で固定している（図9・6 b）．

壁に石こうボードが重ねられている場合や，仕切り壁が石こうボードそのものの場合，部屋の設計図をよく検討したうえで，金属製裏打ち部分を選び，そこに固定する．しかし，この固定法では大震災の際に壁ごと倒壊する可能性があり，棚上の物品や書籍の落下に伴う危険を避けるためにも，丈夫なスチール机・実験台などの下に避難できるようにしておく必要がある．

棚上の物品に対しては，落下しにくいようこぼれ止めを設置しておくことが望ましい（図9・7）．実験器具のみならず，本棚も同様にこぼれ止めを設置する．1冊の重さはさほどでもないが，箱詰めすると非常に重くなる．本棚から大量の本が一気に落下する事態を想定し，非常に危険であることを認識してほしい．

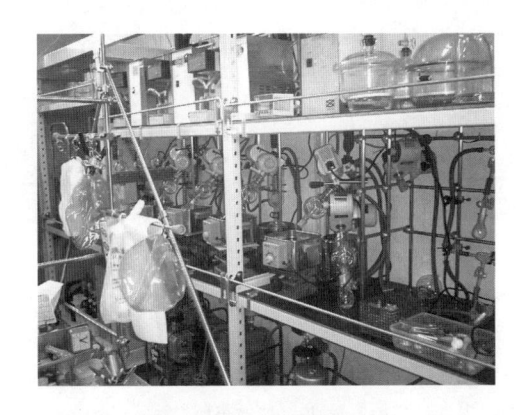

図9・7　棚上の落下防止対策

a. 500 mL瓶の固定　500 mLの試薬瓶のキャップを捨て，穴あきセプタムキャップを付した駒込ピペットで洗瓶をつくって使用している場合が多い．多くの場合，ヘキサンと酢酸エチルなどに汎用されており，安全ネットをかけていても，実際に落下した場合には大抵破損する．セプタムキャップをコルク栓で代用した場合，瓶の転倒で溶媒が漏出することが多い．このようなことが起こらないように，日頃から瓶の絶対数を減らすよう心がける．また，倒れないように実験台壁面の専用台に固定する（図9・8）．

b. ドラフトの窓閉めの徹底　ドラフト内部への十分な排気量を確保して，

有機溶媒や揮発性有害物質への身体の曝露を最小限にとどめるため，ドラフト不使用時の窓閉めを徹底する．また，ドラフト使用時も窓の開放は最小限として，十分な排気量を確保するよう努める．実験台手前の縁に器具を置くとドラフト窓閉めの障害になるばかりか，器具や試薬の落下による破損，事故につながる可能性が高い．ドラフト内の器具は窓よりも奥へ置くことを徹底する．

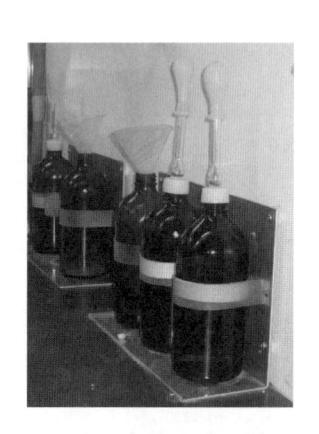

図9・8　洗瓶の固定 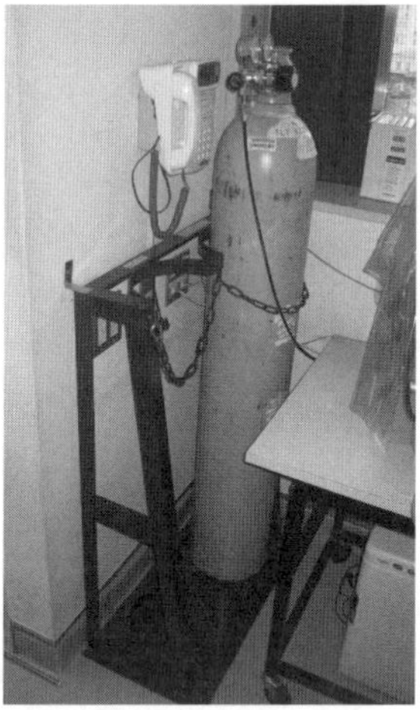　　　　図9・9　高圧ガスボンベの固定

c. 高圧ガスボンベの固定　高圧ガスボンベは，壁に立てかけたり床に転がしたりせず，専用の架台を用いて壁に固定する（図9・9）．地震の揺れでボンベが架台ごと倒れた例も報告されている．ボンベは高圧に耐えられるよう，頑丈に設計されているが，万一圧力調整バルブが強い衝撃で破損すると，高圧のガスが噴出する可能性が高い．冷蔵庫や棚と同様，万一倒れた場合でも避難路をふさいでしまわないよう，配置場所に注意する．

d. 器具放置の禁止　流し台やドラフトなどへの器具の放置は空きスペースを圧迫し，万一の事態における事故に直結するので，以下のような抑止策を定める．
- "放置禁止"の張り紙を流しの前に張る．
- 反応後も残存する試薬の分解などのために，ドラフト内にやむをえず器具を置く場合は，名前を記載した紙を添付する．特に危険な物質の場合には，具体的な化合物名なども明記し，注意を喚起する．

9・6 避難経路の確保

地震が起こった際には実験室の扉を解放し，速やかに退出するが，特に出入り口が一つの部屋では，日頃から避難経路を十分確保するよう実験台・機器などの配置に留意する必要がある．たとえば，実験台の横に幅60 cm以上の通路を確保し，さらに，実験台の下を解放し非常時にはここをくぐり抜け，出口に速やかに移動できるようにする．このようなオープン実験台では地震の際，その下に潜って一時避難することも可能である．

床に一斗缶や溶媒のガロン瓶を置くことは厳禁である．また，使用器具を洗剤液入りのバケツに浸漬する際，ポリバケツは不適である．緊急時の避難，または地震の際に転倒し内容物がこぼれ，さらに危険性が増す．器具浸漬用のポリバケツは，四角ステンレスバケツ（図9・10）へ置き換えることが望ましい．

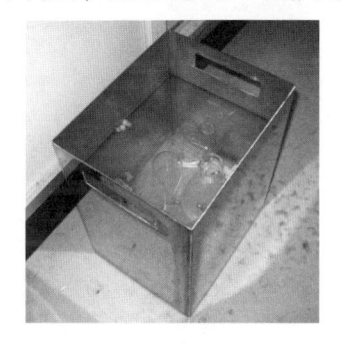

図9・10　器具浸漬用のステンレスバケツ

9・7 着火源の低減化

反応の暴走には，反応温度の制御装置不良と発熱反応の加速的な進行に由来するものの2種類がある．反応温度の制御装置不良などによる暴走を予防するために，油浴の点検，冷却水圧の確認をこまめに行うほか，加熱のための温度制御装置が，設定した温度周辺で作動することを確認する．つまり，加熱還流が正常に進行し，冷却水の流量も適切であることを確認するまで観察を続ける．加熱還流の冷却水は水道の蛇口から取ることが多いが，夜間や地震発生時，突発的にホースが外れてしまう恐れがある．この場合，何時間も水が漏出し続け，当該実験室だけでなく階下の装置・物品をも破損・汚損してしまう危険がある．この対策として，結束バンドなどでホースを確実に連結し，さらに冷却水循環装置を使用することが望ましい．循環装置のタンク容量は数リットルなので，万一漏水しても，甚大な被害は発生しにくい．

発熱反応の制御不能による暴走は，金属アルコキシドやグリニャール反応剤などの調製時に発生する可能性がある．このような事態を防止するためには，反応の温度確認が不可欠である．特に大規模な反応では，内温を測定するための温度計を設

置する．

　ヒートガン（超高温送風機），ドライヤー，乾熱乾燥機，ホットプレートなどの加熱線は着火源になりうるので，それぞれの安全対策が必要である．これらのうち，最も高温で危険なものがヒートガンである．ヒートガンの使用目的としては，次の二つがあげられる．一つは，TLC 板の高温発色であるが，これはホットプレートに置き換える．もう一つはドライアップ（真空ポンプで減圧した反応容器をヒートガンで強熱し，器壁に吸着している微量の水分を蒸発させ，後に不活性ガスで常圧に戻す操作）である．これは，小規模な無水反応を再現性よく行うにはきわめて有効である．しかし，この操作に関しては，用途に応じて真空オーブン，電子レンジ，乾熱乾燥機に置き換える．たとえば，モレキュラーシーブスの脱水において，電子レンジによる加熱はかなり有効である．

　電気機器などからの火花が，気づかないうちに主要な着火源になっていることが多い．誘導電動機，整流子電動機を含むすべてのモーターから火花が発生する可能性がある．電源操作においても火花が発生しうる．有機溶媒漏出などの危険時は，それぞれの電源を切ってはならない．また，プラグを抜くことにより火花が発生する危険があるため，直接プラグを抜くことも厳禁である．反応容器から溶媒が噴出しても着火しないように，着火源になりうるテーブルタップなどを実験台の上に置かない（§8・3参照）．

　配電盤で電源を切るのが最も安全であるが，溶媒蒸気が充満している場合にはこれも危険である．配電盤の位置に溶媒蒸気が流れ込まないように，研究室の換気を考慮し，空気の流れの経路を確保する．つまり，発火源となりうる配電盤が溶媒蒸気の下流にこないよう，実験作業場所を配置することが望ましい．

9・8　日頃からの注意，連絡など

　研究室メンバーは，常に以下の項目に留意する必要がある．毎日確認しても，決して意識過剰ではない．
- 非常口（避難路）の場所を確認する．
- 消火器の場所を確認する．
- 火災報知器の場所を確認する．
- 救急箱の場所を確認する．
- 洗眼器の場所を確認する．

9・8 日頃からの注意，連絡など

災害発生時，最も重要な要件の一つは，研究室メンバーの安否の把握である．メンバーのうち，誰がその時間実験室にいて，誰が不在であったかが明確である必要がある．さらにメンバー全員の責任意識を高め，教員不在時の代行責任者を中心に安全管理することが重要である．

ⅰ）教員不在時の代行責任者の設定

教員不在時には，短い時間であっても，大学院生に現場の安全責任者を委任するべきである．代行責任者は，以下の安全管理方針の内容を理解し適切に行動すると同時に，判断に困る場合にはグループの責任者，または周辺研究室の教員に相談し，緊急の事態が生じた場合には，警備室など安全管理部門へ連絡をする．

ⅱ）"安全管理方針（例）"

- 行き先表のマグネットを必ずきちんと移動し，研究室メンバーがだれでもすぐに行き先を把握できるようにしておくこと．安全管理上，誰が，いつ，何のために，どこにいるかを相互に完全に把握する．
- 昼食・夕食時は，行き先，不在予定時間を明示する．
- 体調不良などの場合には，直ちに責任者に申し出ること．責任者は帰宅させるか，または保健管理センターに連絡する．
- 帰宅退出の際は，責任者が外出・会議などで不在の場合を除き，直接報告する．
- 翌朝，講義や用務などで遅れることがあらかじめわかっている場合には，当日の朝連絡するのみならず，前日帰宅時に責任者に連絡する．

ⅲ）代行責任者が監督する内容

- 可燃性有機溶媒や廃液の移し替え手順（本章参照）．
- 可燃性有機溶媒や廃液が漏出した場合の手順（第7章参照）．
- 反応の暴走の予防，発生したときの対処（本章参照）．
- 毒性や刺激性をもつ気体が発生する可能性とその防止策（第7章参照）．
- 火災発生防止に向けた，一般的注意事項の順守，点検（本章，または第7章参照）．
- その他，やけどや中毒などの防止に向けた一般的注意事項の順守，点検．

10 学生・研究者の実験・研究マナー

10・1 はじめに

　実験・研究を行ううえで，実験・研究倫理は重要である．何のために実験・研究を行うのかという根本的な問題を考えるときに，倫理観が重要になってくるのである．自分だけのために実験・研究をしようとすると，倫理観がなくなってくる．学生実習は将来，社会で活躍できるように，知識，技能，態度を習得するために受けていると考えるべきである．結果として学生も研究者も社会貢献できるように努力すべきである．自分の都合や立場のみを優先し，ほかを顧みないのはよくない．また自分の名誉欲や出世欲のためにデータを改ざんしたり，捏造して論文を稼いではいけない．捏造データのために本来は正しいデータが否定されることもある．特に，改ざんや捏造されたデータをもとにほかの研究者が研究を計画・実行した場合，時間とお金ばかりか人生の浪費になるかもしれない．また捏造データをもとに医薬品や治療法・診断法が開発されたら，病気で苦しむ人々をさらに苦しめることになる．新薬の臨床治験データなどが捏造されると，多くの薬害患者を生み出すことになるかもしれない．

　薬学部の学生や研究者は病態の解析・分析をはじめ，診断・検査薬，治療薬，予防薬の開発など基礎から応用という幅広い研究を通して得た知識や技能を生かして現場で活躍する薬剤師として，医療の分野で社会貢献することを目指しているはずである．病気で苦しむ人々のために努力しようとする具体的な行動の一つが実験・研究なのである．そのためにも実験・研究倫理観は重要である．

　適正な倫理観をもつということの基本は，人間としての良心をもつことである．将来研究者あるいは薬剤師を目指している学生も，まずは良心をもった人間でなければならない．その良心を信じたうえで，各大学では，実験・研究に関する一定のルールをつくっている．これを"実験・研究マナー"とあえて言うことにする．このマナーは各大学の自主規制的なものであるが，その良心が希薄あるいは欠如している者によるマナー違反がある．さらに各大学の自主規制では対処できない法令違反もある．

10・2 実験・研究方法における規定やマナー
10・2・1 研究倫理規範

　各大学では研究倫理に関する規定・基準などを設けている．これらは，学術研究の信頼性と公平さを確保すると同時に，基本的人権を尊重することを目的とし，研究者の行動・態度に対する倫理規範を定めたものである．研究データの客観性は，研究者の良心を信じるうえでも非常に重要で，この客観性の確保を確実にしなければならない．また，生命や基本的人権を尊重することも重要である．各大学では研究倫理に問題がないかを審議する研究倫理委員会や研究行動規範委員会などを設けている．もし研究倫理規定・基準に反するあるいは反する疑いが生じた場合は，研究倫理委員会などで審議・検討し，違反行為が認められた場合は，大学で必要な措置をとることになる．また，国際的な取決めや条約をはじめ，国内法も順守しなければならない．そこで，各大学の倫理規定などの違反は，大学の措置にとどまらず，社会的制裁や法的処罰を受けることもある．研究倫理規範にのっとって行われた研究および公表論文の内容が捏造であった場合に研究倫理規定違反になるのは当然である．

事例1 2005年，T大学で遺伝子を制御するリボ核酸の論文データに捏造があることが発覚した．研究者は解雇され，社会的に大きな反響をよんだ．

事例2 2005年，O大学で肥満の研究に関する論文の画像データに捏造が見つかり，論文は取下げられた．大学および研究指導教授が謝罪会見を行った．

事例3 2012年，T大学で論文捏造疑惑が指摘され，教授が引責辞職した．論文に掲載されている電気泳動および顕微鏡の画像に捏造・改ざんがあったとされ，40数報の論文の撤回・取下げを行った．

10・2・2 動物実験倫理委員会の設置

　医学・薬学の実験・研究では動物を用いることが多い．人を実験に使えないので，やむをえず動物を使用することになる．しかし，近年，人間の薬の開発に必要であるとは言っても，やはり生き物を実験に使うことは倫理的に問題があるとする意見が多くなっている．そこで，実験に動物を使う必要性と実験動物の適正な取扱いを明確にすることが要求されるようになった（§4・3参照）．これには一定のルールを決めておかなければならない．このルールは各大学で自主的に作成するものであるが，"動物の愛護及び管理に関する法律（動物愛護法）"を根拠としている．動物を殺してはならないということになれば，動物実験はできなくなる．動物

愛護法では動物虐待を禁じているが，実験に動物を用いることを禁じているわけではない．この法律では"みだりに殺し，または傷つけること"を禁止している．そこで，これに反しない範囲で，動物実験を行うことは許されると解釈される．ただし，できるだけ使用動物数を減らすように努力しなければならない．各大学のルールには文部科学省・厚生労働省などの指針に従って，実験動物の適正飼育や実験に際してみだりに苦痛を与えない工夫に関することなどが必ず掲げられている．各大学では動物実験倫理委員会が存在し，動物実験を行う者は，この委員会の承認を受けなければならない．また，動物実験データを含む論文にはこの委員会承認を得た実験であることを明記しなければならない．

医薬品は世界規模で流通している．そこで，日米EU医薬品規制調和国際会議（ICH）が組織され，医薬品の品質，有効性，安全性の向上に国際的な取組みができるだけでなく，試験データの共有化により，不要な動物実験の繰返しを防ぎ，使用動物数を減らすことにも役立っている．また実験動物を用いた急性毒性評価は経済協力開発機構（OECD）のテストガイドライン（TG）に従って行い，できるだけ使用動物数を減らすよう努力すべきである．

10・2・3　遺伝子組換え実験安全規定の設置

近年，遺伝子組換え実験が多用されるようになってきた．この実験は予期せぬ危険が生じる可能性がある（第4章参照）．そこで，これらの実験の安全性を確保するために，2004年，"遺伝子組換え生物等の使用等の規制による生物の多様性の確保に関する法律（カルタヘナ法）"が施行された．これは2003年に国際発効した"生物の多様性に関する条約のバイオセーフティーに関するカルタヘナ議定書（カルタヘナ議定書）"に基づいて制定された法律である．この法律に準拠し，各大学では遺伝子組換え実験安全管理規定などを設け，遺伝子組換え実験安全管理委員会などを設置し，遺伝子組換え実験には同委員会による承認が必要になっている．また動物実験の場合と同様に，遺伝子組換え実験データを含む論文にはこの委員会の承認を得た実験であることを明記しなければならない．

10・3　実験・研究データの適正記録・保存

実験データを改ざん・捏造してはならないが，これを防ぐために，実験データなどを適正に記録・保存する必要がある．

実験ノートはその実験を行った研究室に帰属し，その保管も当該研究室で行われなければならない．実験者個人の物だと思って，実験ノートを研究室外に無断で持ち出すことは厳禁である．また実験データの生データも当該研究室で必ず保存しなければならない．測定値データでプリントアウトされた用紙が大きい場合は実験ノートには張り付けできないので，データファイルとして保存しておく．その場合，実験日時・実験項目・実験条件は各プリントアウト用紙の一番上の用紙に明記してファイリングし，後でデータを確認しやすくしておくことが肝心である．このデータファイルにも実験ノート同様に実験者名を表紙に明記する．また，データ解析・処理した場合は，最終結果だけでなく，元データも必ず保存しておくべきである．

10・4 論文作成・投稿におけるマナー

研究成果は論文などで公表するが，論文作成・投稿には，守らなければならないマナーがある．また，科研費（科学研究費補助金・学術研究助成基金助成金）などの公的研究費を受給している場合は，研究成果を確実に公表しなければならない．公的研究費は国民の税金から拠出されているので，研究成果を公開し，国民への説明責任を果たさなければならないからである．

10・4・1 重複投稿

同じデータを複数の論文に投稿するような，重複（二重）投稿をしてはならない．重複投稿は単に論文数を稼ぐという単純な不正である．研究者の良心が強く求められる．

事例 T大学で，ある教授の論文に重複投稿とデータ改ざん疑惑が退職後に指摘された．故意か，単なるミスによるものかどうか，大学での調査委員会では疑惑が解消されていない．

10・4・2 アイデアやデータの盗用

他人のアイデアやデータを参考にして実験を行うことはよくあるが，あくまでも他人のものであることを明確にしておかなければならない．論文の場合は必ず引用文献として他人のアイデアであることを，また参考データとして他人のデータであることを明記しなければならない．他人のデータを自分のデータとして論文に入れるデータ盗用は，研究者として最も恥ずべきことである．

10・4・3　ギフトオーサーシップ

論文作成にまったく寄与していない者を共同執筆者として名を連ねることをギフトオーサーシップという．これには，
- 有名研究者の名前を借りることにより論文掲載受理を得やすくするため．
- 論文の貸借で互いの研究業績を稼ぐため．
- 単に恩を売るため．

という三つの意味がある．研究業績を稼ぐことは昇格や科研費獲得に大きな影響を与える．また，共同執筆者に加えるか否かをねたにしたアカデミックハラスメントやパワーハラスメントなどが生じる可能性もある．まさに，研究者の良心の問題であろう．論文の共同執筆者は共同研究者のみに限定すべきである．

10・5　アカデミックハラスメント
10・5・1　ハラスメントとは

一般的に，"ハラスメント"とは，"嫌がらせ"，"相手に迷惑をかける行為"をさすといわれている．ハラスメントの代表例としては，セクシャルハラスメント，パワーハラスメント，モラルハラスメント，そしてアカデミックハラスメントがあげられる．ハラスメント行為は，相手が不快に感じる嫌がらせ行為であり，いわば人権侵害に該当しうることからして，決して行ってはならない．私たちは，常に相手の立場になって考えることを忘れてはならない．

10・5・2　アカデミックハラスメントの具体例

ここでは，特にアカデミックハラスメント（通称アカハラ）について説明する．アカハラとは，明確には定義づけされていないが，一般的には，大学などの教育・研究機関において，教員などが職務上の権限を不当に利用して行う嫌がらせをさすといわれている．たとえば，大学教員が正当な理由もないのに学生に対して研究指導を行わない，大学教授が部下の研究者に対して必要もないのに休日・深夜の研究を強要する，研究指導担当教員が正当な理由もなく特定の大学院生の修士論文原稿を受付けない，研究指導担当教員が特定の大学院生に過剰な実験の再現性を要求するなどがアカハラに該当する．

10・5・3　アカハラに対する法的責任

アカハラは，相手方の人格権あるいはよい教育環境を享受する権利などを侵害す

る行為であることから，アカハラを行った本人は，不法行為責任（民法第709条）を負う可能性がある．ここで，不法行為責任とは，故意または過失によって他人の権利または法律上保護される利益を違法に侵害して損害を加えた場合，その損害を賠償する責任を負うことを意味し，アカハラ行為が法律的にみて違法と評価される場合に，不法行為責任を負うことになる．

また，アカハラの態様によっては，暴行罪（刑法第208条）や名誉棄損罪（刑法第230条）などの刑事罰を負う可能性もある．なお，アカハラ行為を行った本人のみならず，大学側も使用者責任（民法第715条）あるいは債務不履行責任（民法第415条）などの民事上の責任を負う可能性がある．

事例1 T大学の女性大学院生が指導教授に対して，セクハラ行為があったとして損害賠償を求めた事案において，裁判所は"両者に教育上の支配従属関係があったことを利用し，大学院生が指導を放棄されることを恐れて強く拒絶できないことを利用した"行為であったとして，大学院生の主張を認めた（仙台高等裁判所2000年7月7日判決）．

事例2 K大学の大学院生が教授からしつこく論文の共著提案をされたが，拒否したところ，研究報告書の受取り拒否・留年処分などのアカハラを受けたとして損害賠償を求めた事案において，裁判所は"指導教官としての指導の域を超える執ようで違法な行為というべきである"などとしてアカハラ行為の違法性を認めた（大阪地方裁判所2010年6月24日判決）．

10・6 著作権に対する侵害行為
10・6・1 基本ソフト，アプリケーションソフトの不正コピー

ソフトウェアの不正コピーは，著作権法に違反する行為であり，刑事罰（著作権法第119条）のみならず民事上の損害賠償請求を受ける可能性もある．具体的には，著作権を侵害したとして不法行為責任に基づく損害賠償請求を追及される可能性がある（民法第709条）．ソフトウェア購入代金の支出を惜しむことによる代償はきわめて大きい．

事例 2010年，S大学でソフトウェアの大規模な不正コピーが発覚した．コンピュータソフトウェア著作権協会会員企業がS大学の不正コピーに対して損害賠償を求めていたが，S大学が多額の和解金を支払うことで和解が成立した．このような不正コピーの損害賠償金の請求額は数千万円から数億円にもなることがあるので，軽く考えていたら大変なことになる．

10・6・2 論文の盗用

§10・4・2 で述べたが，他人のアイデアを盗用することは研究倫理上行うべきではない．

著作権侵害の場合の刑事上・民事上の責任は前述したとおりである．研究論文の著作権者から，著作権を侵害した事実の公表や，謝罪広告を掲載することを求められることもあり（著作権法第 115 条），研究者としての生命を失う恐れがある．

10・7 科研費に関する不正行為

10・7・1 捏造論文による科研費の不正受給

論文を捏造して科研費を受給することは，科学の発展を阻害し，人々の科学への信頼を損ねるものであり，研究者として行ってはならない不正行為である．研究者の使命は，科学の発展に貢献することであり，科研費を獲得することが目的ではないことを肝に銘ずるべきである．

捏造論文によって科研費を不正受給した場合には，返還命令を受けるのみならず，詐欺罪（刑法第 246 条）として懲役 10 年以下の刑事責任を負う可能性もある．また，論文を捏造した研究者は，一定期間，研究テーマが新規・継続を問わず，科研費の交付対象から外される可能性がある（科学研究費補助金取扱規定 3 条 3 項 4 号，研究活動の不正行為への対応に関する科学研究費補助金における運用方針第 8 条）．さらに，捏造した本人のみならず，捏造に関与した者または捏造のあった研究論文などの責任を負う著者に対しても，関与の度合いや学術的・社会的影響度，行為の悪質性に応じて，一定期間，科研費交付対象から外される可能性がある．

10・7・2 科研費などの不正使用

科研費などの公的研究費は，国民の税金から賄われており，科学の発展に対する投資として交付されている．そのため，研究者の私利私欲のために科研費を使用することは，科研費の趣旨に反する行為であり，決して行ってはならない．科研費をはじめとする公的研究費の目的外使用の禁止は，明文化されている〔補助金等に係る予算の執行の適正化に関する法律（以下"補助金適正化法"とする）第 11 条〕．

科研費を不正使用した場合，科研費の交付決定が取消され（補助金適正化法第 17 条 1 項），すでに交付を受けている科研費について返還命令がなされる場合がある（補助金適正化法第 18 条 1 項）．また，一定期間，不正使用をしていた研究者本

人は，科研費の交付対象から除外される（科学研究費補助金取扱規定第3条3項2号）．さらに，不正使用を行った本人のみならず，共同研究者も1年間，科研費交付対象から除外される．つまり，科研費を不正使用したことによって，本人だけではなく共同研究者も科研費の応募資格を停止されてしまうのである．このように，共同研究者も連帯責任を負うことから，共同研究者間において相互理解を深め，不正使用を未然に防止する環境をつくることが必要である．

また，科研費の不正使用をした場合，3年以下の懲役もしくは50万円以下の罰金の刑事罰（補助金適正化法第11条および30条）を科せられる場合もあり，事案によっては，横領罪（刑法第252条）として5年以下の懲役の刑事責任を負う可能性もある．

科研費の不正使用事例は枚挙にいとまがない．以下にその氷山の一角をあげる．

事例1 研究試薬・器具・機器などの納入業者への空発注により，大学から業者へ支払われたお金をその業者にプール金として預け置くという不正が多々報道されている．プール金はもはや存在していないお金なので，これにより科研費の私的流用が生じる．

事例2 実体を伴わない謝金の請求を行い，支出された謝金を研究室でプールして使用した．最も簡単な不正である．

事例3 学会出張で大学から旅費が支給されているにもかかわらず，科研費からも旅費を支出した．

事例4 科研費で研究試薬・器具などの納入業者から消耗品を買ったことにして商品券を1000万円以上購入した．

事例5 格安航空券を購入したにもかかわらず，旅行会社に正規航空運賃の請求書を作成させ，科研費を水増し請求した．

事例6 架空の研究費名目で2000万円以上をT大学およびO大学からだまし取ったとして，T大学の教授が逮捕された．対象となったのは厚生労働省の科学研究費補助金である．

10・8 おわりに

上述したとおり，アカハラや著作権侵害行為，科研費不正受給行為などは，刑事上・民事上の責任を負う可能性があり，研究者ひいては法律というルールのなかで生きている人間として行ってはならない行為である．

また，刑事上・民事上の責任を負わないとしても，"実験・研究倫理観"に反するようなマナー違反行為は，研究者として恥ずべき行為であることを強く認識すべきである．

　学生・研究者は，法令および実験研究倫理を順守すること，すなわちコンプライアンスをもったうえで，真理探究を得ることが求められている．自己の利得や欲のために，コンプライアンスを看過して安易にマナー違反・違法行為を行うことは，経済的・精神的・身体的に傷つく者を生み出し，そして科学の健全な発展の阻害へとつながることを忘れてはならない．

　文部科学省によって"研究活動の不正行為への対応のガイドラインについて：研究活動の不正行為に関する特別委員会報告書（2006年8月8日付）"が発表されている．このなかで"研究活動とは，先人達が行った研究の諸業績をふまえたうえで，観察や実験などによって知りえた事実やデータを素材としつつ，自分自身の省察・発想・アイデアなどに基づく新たな知見を創造し，知の体系を構築していく行為である"とされ，不正行為とは，"研究者倫理に背き，研究活動や研究成果の本質ないし本来の趣旨を歪め，研究者コミュニティーの正常な科学的コミュニケーションを妨げる行為にほかならない"とされている．マナー違反・違法行為を防止するためには，学生・研究者自らが，知の体系を構築していきながら科学の発展を促進させるという，研究者としての使命を忘れないことが重要である．

付録　GHS†のシンボルマーク

シンボル	意　味	注意事項
	爆発物，自己反応性化学品・有機過酸化物．熱や火花にさらされると爆発するようなもの．	熱，火花，裸火，高温のような着火源から遠ざける．保護手袋，保護衣および保護眼鏡を着用する．
	可燃性/引火性ガス，エアロゾール，引火性液体，可燃性固体，自己反応性化学品，自然発火性液体，自然発火性固体，自己発熱性化学品，水反応可燃性化学品，有機過酸化物．空気，熱や火花にさらされると発火するようなもの．	熱，火花，裸火，高温のような着火源から遠ざける．保護手袋，保護衣および保護眼鏡を着用する．
	支燃性/酸化性ガス，酸化性液体，酸化性固体．ほかの物質の燃焼を助長するようなもの．	熱から遠ざける．衣類およびほかの可燃物から遠ざける．保護手袋，保護衣および保護眼鏡を着用する．
	高圧ガスを表しており，ガスが圧縮または液化されて充填されているものを表す．熱すると膨張して爆発する可能性がある．	換気のよい場所で保管する．耐熱手袋，保護衣および保護眼鏡を着用する．
	急性毒性を表しており，飲んだり，触れたり，吸ったりすると急性的な健康障害が生じ，死にいたる場合がある．	飲食・喫煙をしない．取扱い後はよく手を洗う．目，皮膚，衣類につけない．保護手袋，保護衣および保護眼鏡を着用する．

† Globally Harmonized System of Classification and Labelling of Chemicals（化学品の分類および表示に関する世界調和システム）の略号．

GHS のシンボルマーク（つづき）

シンボル	意　味	注意事項
	金属腐食性物質，皮膚腐食性，目に対する重篤な損傷性を表しており，接触した金属または皮膚などを損傷させる場合がある．	ほかの容器に移し替えない（金属腐食性物質）．粉じん・ミストを吸入しない．取扱い後はよく手を洗う．保護手袋，保護衣および保護眼鏡を着用する．
	呼吸器感作性，生殖細胞変異原性，発癌性，生殖毒性，特定標的臓器/全身毒性，吸引性呼吸器有害性を表す．短期または長期に飲んだり，触れたり，吸ったりしたときに健康障害をひき起こす場合がある．	飲食・喫煙をしない．取扱い後はよく手を洗う．粉じん，煙，ガス，ミスト，蒸気，スプレーなどを吸入しない．
	水性環境有害性を表しており，環境に放出すると水性環境（水生生物およびその生態系）に悪影響を及ぼす場合がある．	環境への放出を避ける．
	急性毒性，皮膚刺激性，目刺激性，皮膚感作性，気道刺激性，麻酔作用の健康有害性があるものを表す．	

索　　　引

あ，い

アカデミックハラスメント　138
アクリルアミド　56
アジ化ナトリウム　56
アセトン廃液　27
圧縮ガス　109
圧力ゲージ　111
圧力単位　108
圧力調節弁　111
RI汚染　77
α　線　72
安全キャビネット　65
安全責任者　122, 133
安全ネット　129
安全弁　110
安定同位元素　71
一次圧力調整バルブ　111
1 cm線量当量　73
一般廃棄物　91
EDTA　57, 78
遺伝子改変動物　44
遺伝子組換え実験　63
遺伝子組換え生物　63
遺伝子組換え動物　43, 44
引火性廃油　93
インターカレーション　58

う〜お

ウサギ固定機　49
ウサギの爪　49

エアロゾール　67
液体クロマトグラフィー　60
液体窒素　61
S期　81
SCAW　46
SPF動物　44, 45
エチレンジアミン四酢酸　57, 78
X線　72
M期　81
塩酸　58
遠心機　41
遠心分離機　59

オイルバス　105
汚泥　93
オートクレーブ　54, 59, 64

か

加圧液化ガス　109
外部被ばく　73
化学事故
　――の原因　15
　――の三大要因　19
化学的過程　80
科学的思考　1
核子　71
核種　71
学習実験　2
可視・紫外分光光度計　60
ガスバーナーの構造　39
ガス滅菌法　54
加熱滅菌法　54
可燃性液体　25
可燃性ガス　109
可燃性廃棄物　98
ガラス管の切断　38

ガラス器具
　――の乾燥　36
　――の洗浄　34
　――の取扱い　31
ガラス細工　37
ガラスの種類　33
ガラスの性質　33
カルタヘナ議定書　136
カルタヘナ法　64, 68, 136
ガロン瓶　127
観　察　1
間接作用　80
間接電離放射線　72
感染症法　64
感染性廃棄物　93
感電事故　118
乾熱滅菌器　106
γ　線　72

き，く

危険学　29
危険物　22
　――の6分類　22
危険物取扱者　24
ギフトオーサーシップ　138
求核付加反応　23
救急措置　124
吸収線量　73
急性障害過程　80
急性放射線症　83
急性放射線死　82, 83
教育訓練　86
切　歯　48
記　録　1
近交系　43
金属試薬　20

索引

あ～く

空気感染　67
クエンチ　102
苦痛の軽減　45, 46
グリニャール反応　20, 26
グレイ　73
クローズドコロニー　43
クロロホルム　56
クーロン　72

け, こ

蛍光作用　72
経口投与　52
下水道法　91
下水排除基準　91, 92
決定器官　75
決定組織　75
研究実験　2
研究倫理規範　135
健康診断　86, 87

高圧ガスの定義　107
高圧ガス保安法　107
高圧ガスボンベ　107, 108
　——の色分け　108, 109
　——の固定　130
　——の取扱い　113～115
高圧ゲージ　111
高圧蒸気滅菌器　65
高LET線　80, 81
高温乾燥器　106
向骨性元素　78
考　察　1
交雑群　43
こぼれ止め　129
混合かくはん　26
コンベンショナル動物　44, 45

さ, し

再現性　2
細胞周期　81
作業仮説　2
殺　菌　53
3Rの精神　45

産業廃棄物　91, 93
3Dの原則　76

ジエチルエーテル　56
紫外線灯　41
紫外線発生装置　60
思　考　1
G_2期　81
実験器具の取扱い　40
実験室内防災缶　122, 123
実験室内保管庫　127
実験動物　42
　——の種類　43
　——の分類　43
実験ノートの書き方　7
実験廃棄物
　——の取扱い　91
　——の分類　91, 94
実験方法　2
実験レポート　8
実効線量　73
実効半減期　75
失敗学　29
支燃性ガス　109
シーベルト　73
ジメチルスルホキシド　26
写真作用　72
臭化エチジウム　58
充填ガス　108, 109
重粒子線　72
照射線量　72
照射線法　54
使用数の削減　45, 46
消毒と滅菌　53
消毒法　53, 54
消防法　22
障防法　84
除　菌　53
恕限量　109
シリコンオイル　105
G_1期　81
真空ポンプ　41

す～そ

水酸化ナトリウム　58
水質汚濁防止法　91
ストップバルブ　111

スルホン化　26
スワン酸化　26

生化学的過程　80
静　菌　53
生物学的半減期　75
セクシャルハラスメント　138
接触感染　67
線減弱係数　74
洗瓶の固定　130

ゾンデ　52

た, ち

第一石油類　98
第一類危険物　22, 23
体外被ばく　73
大気汚染防止法　91
第五類危険物　22, 23
第三類危険物　22, 23
代替法の検討　45
体内被ばく　75
胎内被ばく　84
第二類危険物　22, 23
第四種病原体　70
第四類危険物　22, 23, 98
第六類危険物　22, 23
中性子線　72
超低温フリーザー　60
重複投稿　137
直接作用　80
直接電離放射線　72

て, と

低圧ゲージ　111
DNA組換え動物　44
低LET線　80, 81
低温装置　60
ディークマン縮合　26
ディープフリーザー　60
出口バルブ　111

索 引

電気泳動装置 59
電気機器の取扱い 117
電気水浴 40
電子レンジ 60
電熱器 41
電離則 84, 87, 88

同位元素 71
同位体 71
等価線量 73
統合的思考 2
動物愛護法 135
動物飼育施設 47
動物実験倫理委員会 135
特殊引火物 98
毒性ガス 109
特定病原体 69
特定有害廃棄物 93
特別管理一般廃棄物 92
特別管理産業廃棄物 92, 93
ドデシル硫酸ナトリウム 57
共洗い 37
ドライアイス 61
ドライアップ 132
ドライブロックバス 105
トラッキング現象 120, 121
トランスイルミネーター 60
トランスジェニック動物 43
トランスジェニックマウス 44

な 行

内部被ばく 75
内部被ばく防護の五原則 76
軟質ガラス 33, 37

二次圧力調整バルブ 111
2Cの原則 76
ニトロアルドール反応 26

ヌードマウス 44

ねずみ返し 49
熱源 104

ノックアウト動物 43
ノックアウトマウス 44

ノトバイオート 44, 45

は，ひ

廃アルカリ 93
廃液の分類方法 95〜97
バイオセーフティー 63
バイオハザード 63
廃棄物の処理及び清掃に
　　　　　関する法律 91
廃酸 93
廃シリカゲル 100
廃油 93
パスカル 108
ハラスメント 138
ハロゲン系溶媒 20
パワーハラスメント 138
半減期 72
晩発性障害 83, 84
晩発性障害過程 80
皮下投与 50, 51
微生物学的清浄度 44
ヒーター 106
左ネジ 110
飛程 72
飛電離能 72
ヒートガン 132
ヒドリド還元反応 23
避難経路 131
飛沫核感染 67
飛沫感染 67
非密封RI 76, 77

ふ〜ほ

フェニルメチルスルホニル
　　　　　フルオリド 58
フェノール 57
不活性ガス 109
腹腔内投与 51
腐食性廃酸 93
腐食性廃アルカリ 93
物理的過程 80

物理的半減期 75
フローチャート 6, 7
プロトコール 6, 7
分子内クライゼン縮合 26
分析的思考 1

ベクレル 72
β線 72
ベルゴニエ・トリボンドーの
　　　　　法則 82
ベンゼン 20

防護三原則 73, 74
放射性同位元素 71
放射線 72
放射線感受性 82
放射線規制法令 84
放射線業務従事者 86
放射線障害予防規定 86
放射線取扱主任者 85
放射線量 72
放射能 72
防腐 53

ま 行

マウスとラット 47, 48
マグネチックスターラー 40
マントルヒーター 104, 105

右ネジ 110
密封線源 78, 79
ミュータント系 43
ミュータントマウス 53

無菌性保証水準 53
無菌動物 44, 45

滅菌法 54, 56

モデル生物 42
モラルハラスメント 138

や 行

有効半減期 75

有毒ガス　102
油　浴　105

容器保安規則　109
陽子線　72
溶媒保管庫　126
四つの R　46

ら 行

ラネーニッケル　28

硫化水素　28
硫　酸　58

レギュレーター　111〜113

漏電火災　119
沪過滅菌法　54

索　引

電気泳動装置　59
電気機器の取扱い　117
電気水浴　40
電子レンジ　60
電熱器　41
電離則　84, 87, 88

同位元素　71
同位体　71
等価線量　73
統合的思考　2
動物愛護法　135
動物飼育施設　47
動物実験倫理委員会　135
特殊引火物　98
毒性ガス　109
特定病原体　69
特定有害廃棄物　93
特別管理一般廃棄物　92
特別管理産業廃棄物　92, 93
ドデシル硫酸ナトリウム　57
共洗い　37
ドライアイス　61
ドライアップ　132
ドライブロックバス　105
トラッキング現象　120, 121
トランスイルミネーター　60
トランスジェニック動物　43
トランスジェニックマウス　44

な　行

内部被ばく　75
内部被ばく防護の五原則　76
軟質ガラス　33, 37

二次圧力調整バルブ　111
2Cの原則　76
ニトロアルドール反応　26

ヌードマウス　44

ねずみ返し　49
熱　源　104

ノックアウト動物　43
ノックアウトマウス　44

ノトバイオート　44, 45

は，ひ

廃アルカリ　93
廃液の分類方法　95〜97
バイオセーフティー　63
バイオハザード　63
廃棄物の処理及び清掃に
　　　　　関する法律　91
廃　酸　93
廃シリカゲル　100
廃　油　93
パスカル　108
ハラスメント　138
ハロゲン系溶媒　20
パワーハラスメント　138
半減期　72
晩発性障害　83, 84
晩発性障害過程　80

皮下投与　50, 51
微生物学的清浄度　44
ヒーター　106
左ネジ　110
飛　程　72
飛電離能　72
ヒートガン　132
ヒドリド還元反応　23
避難経路　131
飛沫核感染　67
飛沫感染　67
非密封RI　76, 77

ふ〜ほ

フェニルメチルスルホニル
　　　　　フルオリド　58
フェノール　57
不活性ガス　109
腹腔内投与　51
腐食性廃酸　93
腐食性廃アルカリ　93
物理的過程　80

物理的半減期　75
フローチャート　6, 7
プロトコール　6, 7
分子内クライゼン縮合　26
分析的思考　1

ベクレル　72
β　線　72
ベルゴニエ・トリボンドーの
　　　　　　　　　法則　82
ベンゼン　20
防護三原則　73, 74
放射性同位元素　71
放射線　72
放射線感受性　82
放射線規制法令　84
放射線業務従事者　86
放射線障害予防規定　86
放射線取扱主任者　85
放射線量　72
放射能　72
防　腐　53

ま　行

マウスとラット　47, 48
マグネチックスターラー　40
マントルヒーター　104, 105

右ネジ　110
密封線源　78, 79
ミュータント系　43
ミュータントマウス　53

無菌性保証水準　53
無菌動物　44, 45

滅菌法　54, 56

モデル生物　42
モラルハラスメント　138

や　行

有効半減期　75

索引

有毒ガス 102
油浴 105

容器保安規則 109
陽子線 72
溶媒保管庫 126
四つのR 46

硫化水素 28
硫酸 58

ら行

ラネーニッケル 28

レギュレーター 111〜113

漏電火災 119
濾過滅菌法 54

久保　陽徳
　1939 年 東京都に生まれる
　1965 年 千葉大学薬学部 卒業
　現 明治薬科大学 理事長
　専攻 薬化学
　薬学博士

小島　周二
　1948 年 神奈川県に生まれる
　1973 年 東京理科大学薬学部 卒業
　1975 年 千葉大学大学院薬学研究科
　　　　　修士課程 修了
　現 東京理科大学薬学部 教授
　専攻 放射線生命科学
　薬学博士

増野　匡彦
　1955 年 東京都に生まれる
　1978 年 東京大学薬学部 卒業
　1980 年 東京大学大学院薬学系研究科
　　　　　修士課程 修了
　現 慶應義塾大学薬学部 教授
　専攻 医薬品化学
　薬学博士

第 1 版　第 1 刷　2013 年 10 月 25 日　発行

薬学生のための 実習実験安全ガイド

© 2013

監修者　久　保　陽　徳
　　　　小　島　周　二
　　　　増　野　匡　彦

発行者　小　澤　美　奈　子

発　行　株式会社 東京化学同人
　　　　東京都文京区千石 3-36-7（☎ 112-0011）
　　　　電話 03-3946-5311・FAX 03-3946-5316
　　　　URL: http://www.tkd-pbl.com/

印刷・製本　図書印刷株式会社

ISBN978-4-8079-0816-5
Printed in Japan
無断複写，転載を禁じます．